U0023229

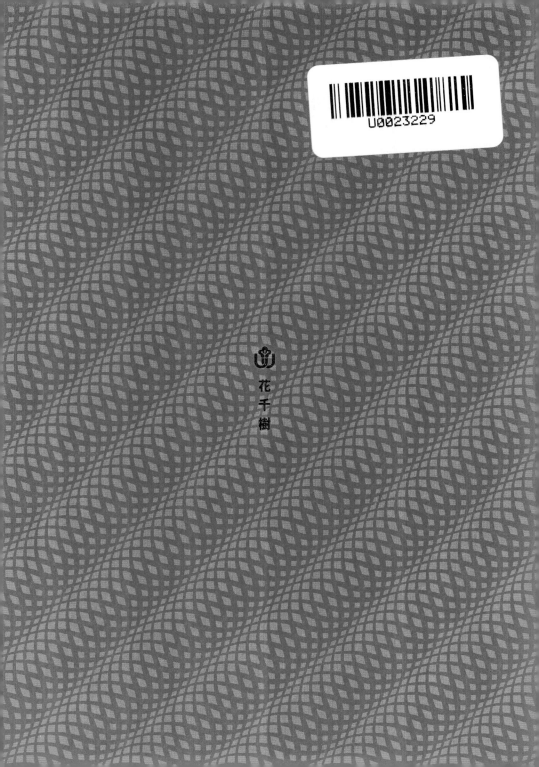

花千樹

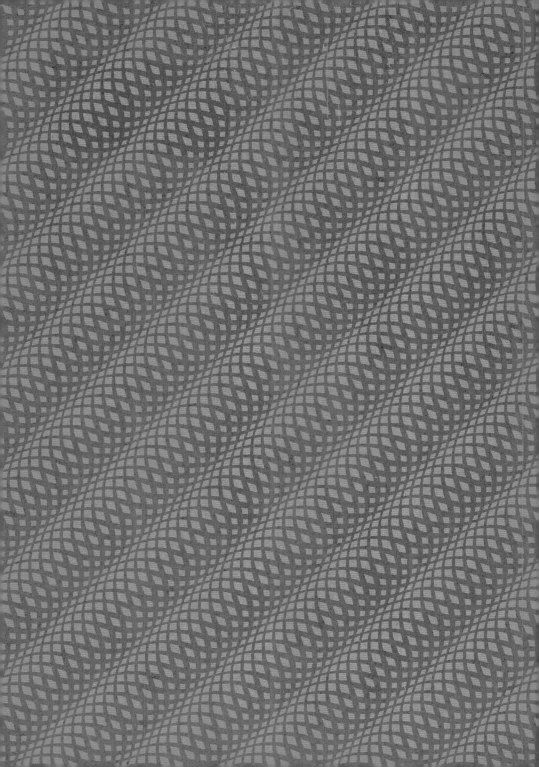

ＡＤＨＤ ＿的

另類 ＿＿ 教科書

小鳥醫生 著

目錄

P8　　自序

P11　　角色簡介

第一章　**診斷篇**

P14　　不專注是一種病？

　　　　問答環節——專注力不足的症狀

P22　　過度活躍的床前小故事

　　　　問答環節——過度活躍的症狀

P28　　衝動和德行問題

　　　　問答環節——衝動的症狀

P37　　追不上學業就代表有病？

P41　　ADHD 的筆跡鑒別

P45　　只是「過度活躍」卻沒有「專注力不足」的偽患者

P49　　ADHD 之外的其他可能性

P53　　遲了發現的 ADHD

P58　　「知足常樂」

第二章 **共病篇**

P64 女王教室中的反叛兒童

問答環節——該被重視的對立反抗症

P68 專注力藥治療不到的症狀

P72 「請不要刺激我！」

問答環節——品行障礙症

P79 「最怕改壞名」的自閉症

問答環節——自閉症的迷思（一）

P85 你固執得真漂亮

問答環節——自閉症的迷思（二）

P92 令人每一刻都在尷尬的疾病

問答環節——妥瑞症的藥物治療

P97 妥瑞症真的無法可醫？

問答環節——妥瑞症的習慣反向訓練

P104 BAD ADHD

問答環節——躁鬱症的迷思

P111 「BAD ADHD」的濫藥風險

問答環節——專注力藥的依賴

P117 抑鬱症與 ADHD 千絲萬縷的關係

問答環節——兒童和成人抑鬱大不同

P121 避免焦慮的最佳辦法

問答環節——兒童情緒病的治療

P127 尿床等於頑皮？有沒有其他原因？

問答環節——怎樣才算真正的尿床？

P134 尿床的古典制約

問答環節——尿床的其他治療方法

第三章 **藥物篇**

P144 專注力藥竟是「毒品」？

問答環節——專注力藥的種類

P150 眼見為實？

P154 吃藥的另一個理由

P159 成績好的 ADHD

P163 ADHD by proxy

P167 不吃藥怎麼辦？

P171 專注力藥可用來減肥？

P175 豬先生的優點

第四章 **家教篇**

P182 沉迷遊戲是症狀嗎？

P186 説一百次的真話

P191 拖延的處理方法

P195 鼓勵看書的方法

P199 超級記憶大法

P203 上帝能否造一塊自己搬不動的石頭？

P207 代幣制度不能太複雜

P211 小朋友打架如何處理

P215 我的志願

第五章 **學校篇**

P222 轉校成功方程式

P226 在鎂光燈下上課

P230 關於考試加時

P234 我最愛的課外活動

P238 漂洋過海來看誰

P242 為什麼要讀書？

讀者知不知小鳥醫生在未成為作家之前,第一本打算出版的書是什麼?

不是《精神醫學的另類教科書》,那只是紙本出版的第一本書。也不是《診斷莎士比亞——李爾王》或者《可圈可點》這兩本電子書,《診斷莎士比亞——李爾王》根本從未完成,而《可圈可點》也只是《精神醫學的另類教科書》的雛形。

話說當年跟出版社洽談出版事宜,初出茅廬的小鳥醫生自然興奮不已,馬上去籌備第一本書的內容。那時候小鳥醫生的作品多為敘事散文,即使胡亂拼合起來也難以成書。

寫作題材俯拾皆是,好的題材往往在自己身邊。女朋友是ADHD(attention deficit hyperactivity disorder,專注力不足及過度活躍症)患者,即使已經成年,還是深受症狀困擾。那時跟女友閒談,發現寫一本以女友的 ADHD 症狀為題的書也是一個好主意,於是便馬不停蹄去動筆創作。

作品內容每週都在面書刊登,一共六十四篇,完成後滿以為可以成書,但是女友認為內容過於情情塔塔,寫的盡是我們的拍拖經歷,未必可以真正幫助到 ADHD 患者,所以女友拒絕讓書本出版。

這胎死腹中的事，小鳥醫生至今依然念念不忘。而《ADHD 的另類教科書》的出版就是要去填補這個遺憾，希望可以藉著這本書分享自己的經驗，同時幫助到有需要的人。

《ADHD 的另類教科書》包含小鳥醫生的診症經歷、跟女朋友的相處點滴，還有作為一個 ADHD 照顧者的必要知識。展現方法跟前作《精神醫學的另類教科書》一樣有趣，當然少不了小鳥醫生兩隻寶貝貓的一唱一和，務求令讀者在快樂中有另類的吸收和學習。

本書分為五章，第一章介紹 ADHD 的症狀和診斷，並分享小鳥醫生從醫以來所面對的奇難雜症；第二章描述 ADHD 的眾多共病症，皆因很多 ADHD 病患者同時也有各種不同的精神疾患；第三章關於 ADHD 的藥物治療；而第四和第五章則是個案分享，令讀者和照顧者瞭解關於 ADHD 患者在生活中或者求學時的實務須知。

快快開始閱讀 ADHD 的另類教科書！

小鳥醫生
二〇二二年五月

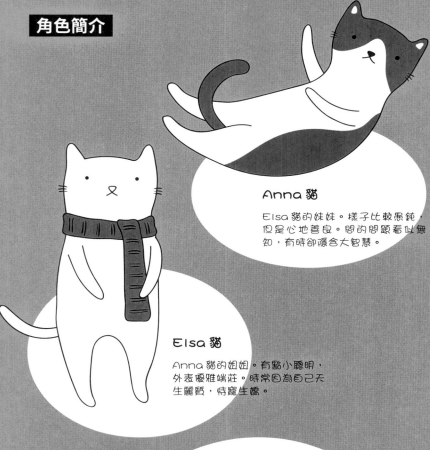

角色簡介

Anna 貓

Elsa 貓的妹妹。樣子比較愚鈍，但是心地善良。問的問題看似無知，有時卻隱含大智慧。

Elsa 貓

Anna 貓的姐姐。有點小聰明，外表優雅端莊。時常因為自己天生麗質，恃寵生嬌。

小鳥醫生

曾經在香港公立醫院精神科工作多年的精神科專科醫生，現時私人執業，喜愛長篇大論的說關於精神醫學的道理。

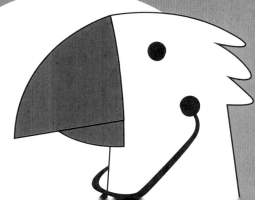

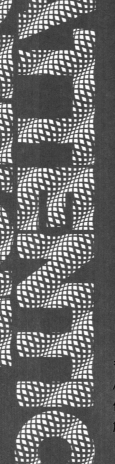

很多家長也曾經懷疑過自己的孩子有 ADHD，但並非每個孩子也是確診患者。準備帶自己的孩子去看醫生之前，不如先瞭解一下 ADHD 的症狀和其他基本知識。

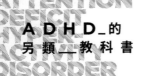

不專注
是一種病？

專注就是好？不專注就是壞？小鳥醫生小時候也曾經對此有所質疑。

記得唸初中的時候，有同學自稱懂得分心術，能夠一心二用，做事事半功倍。要知道小鳥醫生當時性格單純，真心認為同學說的是實話，當下生仿效之心，嘗試自行練習分心術。

分心術當然沒有練成。小鳥醫生嘗試過同時去做兩件事情，但兩件事情根本不能夠同時進行，表現也比一心一意去做一件事為低。後來仔細想想，同學所説的分心術，可能只是把專注力輪流放在多項事情之中，並非真真正正的一心二用。

隨著年紀漸長，小鳥醫生開始接觸更多不同類型的書本和資訊，慢慢發現專注比分心來得重要。記得有本書[1]提出，如果一個人要真真正正掌控一個技能，就必須要花上一萬小時的刻意練習（deliberate practice）。

---

1. Colvin, G. (2008). *Talent is Overrated: What Really Separates World-class Performers from Everybody Else*. New York: Portfolio.

什麼叫刻意練習？讓我舉一個例子。很多人一生寫過很多字，但他們的字跡沒有變得更美，最終也沒有成為書法家。要字寫得更好，就必須在寫每一個字之後對照字帖，看看有沒有改善的空間，這就是刻意練習的其中一種方法。

只是這種刻意需要極度專注。在練習一項技能的時候，練習者需要時刻監察自己的表現，看看是否合乎標準，看看究竟有沒有改善空間。在這個過程之中，半刻分心也會影響練習結果。

小鳥醫生當然沒有刻意地練習一萬小時，但在日常面診或會診的時候，都會把這道理記在心中。回想當初做醫生的時候，每看過一個新病人，小鳥醫生都會留有紀錄，以作日後反思之用。這方法令人進步得很快，只是過程往往比較吃力，也需要更高的專注力。

專注比分心好。小鳥醫生是這樣認為的。

. . . .

小鳥醫生在當值的時候，經常要處理來自其他不同專科的諮詢，有時難免會引起不同專科之間的爭拗。

這是因為在現今的醫學世界，專科之間的分工非常仔細。小鳥醫生在急症室處理完諮詢之後，有時未必會直接把病人送到精神科病房，反而建議先把病人送到其他專科。其他專科眼見一個精神科的病人來到自己病房，有時也會誤解精神科醫生故意把工作推卸到他們身上，感覺自然不爽。

但事實上，精神科跟其他專科的確有重疊的地方。有時候，病人身體上的其他疾病，的而且確會影響病人的精神狀態，例如貧血或內分泌問題會引致類似抑鬱的症狀。而根據精神病診斷指南，在作出診斷之前，醫生也要確保病人的症狀並非出於身體上的其他疾病。

但分工分得那麼仔細，是否真的利多於弊？

不同專科的分工，從公共行政的角度去看，沒錯是可以令資源更有效的分配。然而在科研的層面，過度的分工反而可能會阻礙新知識的發現和發展。

專注力不足就是一個例子。

在 1798 年之前，不專心只是一個形容詞，還沒有什麼人把它當作一個病。第一個把不專心歸類為疾病的當然是一個醫生，只不過他不是精神科醫生，而是一個內科醫生。

這個內科醫生叫 Alexander Crichton。他在 1785 年從醫學院畢業，一開始時曾經在外科受訓，然後才轉到內科繼續工作。那時候的專科沒有分得那麼細，Crichton 所工作的醫院照樣會收精神出現問題的病人。

Crichton 對精神出現問題的病人感到興趣，並在 1798 年出版了一套關於精神醫學的書籍[2]。那時候沒有什麼人會寫關於精神病的書，根據 Crichton 的說法，在這之前也只得兩套。而在 Crichton 的書中，也破天荒地描述到不專注這一種病。

如果 Crichton 工作的醫院不接收精神病人，ADHD 可能要遲一百年才被發現。

. . . .

Crichton 在 1798 年出版書本，提出不專注也是一種精神疾病。那究竟如何定義不專注？ Crichton 嘗試用另一個角度去解釋。

「專注的定義：當你的腦袋被一件事物或者一種想法完全佔據，而在那一剎那，你的腦袋放不下另一件事物或者另一種想法。」（When any object of external sense, or of thought, occupies the mind in such a degree that a person does not receive a clear perception from any other one, he is said to attend to it.）

換句話講，如果說一個人不能專注，就是說他們不能夠一心一用，全心全意的去做一件事情。

Crichton 往後把症狀形容得更為仔細，而這些描述也跟現代的精神科診斷指南有異曲同工之妙。

「患者不能夠持續地專注於任何一樣事物。」（The incapacity of attending with a necessary degree of constancy to any one object.）

2. Crichton, A. (2008). An inquiry into the nature and origin of mental derangement: on attention and its diseases. *Journal of Attention Disorders, 12*(3), 200–204.

ATTENTION
DEFICIT
HYPER
ACTIVITY
DISORDER

ADHD_的
另類＿教科書

「患者很容易把注意力抽起，然後放在其他地方。」（This faculty is incessantly withdrawn from one impression to another.）

這兩點實在是所有專注力不足患者的通病。他們都無法一心一意去做一件事情，非常之容易分心。美其名為一心二用，實質卻會影響日常生活學習和工作，阻礙潛能的發揮。

小鳥醫生兒時的同學自稱擁有分心術的絕世武功。但現在回想起來，根據 Crichton 的定義，這位同學看來是一名專注力不足的患者。

· · · · · · · · · · · · · · ·

在西方醫學之中，Crichton 可以說是診斷專注力不足為一種病的最早發現者。但在他之前，可能還有其他的人有如此想法。

古有孟子《弈秋》：

> ……使弈秋誨二人弈，其一人專心致志，惟弈秋之為聽；一人雖聽之，一心以為有鴻鵠將至，思援弓繳而射之。雖與之俱學，弗若之矣。為是其智弗若與？曰：非然也。

弈秋是個棋道專家，他在教兩人下棋。一人專心聽講，另一人卻被天空的飛鳥吸引，打算射牠下來。分心的人當然學藝不精，這卻與他的智商無關。

　　孟子沒有說不專注是一種病，但清楚講述了不專注帶來的後果。遺憾的是，雖然孟子知道不專注的後果，但他沒有把不專注視為一種病，反而把專注當做道德格律，希望教誨一些不專注的學生。

　　可惜孟子沒有讀醫，否則他不只是聖賢，還可能是兒童精神科權威。

問答環節
專注力不足的症狀

Anna 貓

爸爸，你說了這麼久，其實大家都知道不專注是一個問題。只是專注力不足究竟有什麼症狀呢？

Elsa 貓

你怎麼這麼不專注啊，Anna 貓？爸爸不是剛剛已經說過了嗎？

爸爸還沒說過，Elsa 貓。爸爸剛才只是簡略說過專注力不足早在 1798 年的定義罷了。

小鳥醫生

原來如此。那麼現在的定義呢？我懷疑 Anna 貓她也有類似的情況。

別要笑她啦，她又不用上學，專注不專注其實沒有什麼問題。

ATTENTION
DEFICIT
HYPER
ACTIVITY
DISORDER

ＡＤＨＤ＿的
另類＿教科書

這跟上學有什麼關係呢？

專注力不足的患者，上學做功課時都會錯漏百出。明明懂得如何回答題目，偏偏會看漏關鍵字，寫錯標點和別字。

原來上學這麼辛苦，要做功課。

還有啦，上學之前要收拾書包，他們即使在大人協助之下也會弄得一團糟。平時他們也會經常遺失重要物品，例如文具、手機、銀包，甚至眼鏡等。

這麼可怕？

還有啊，他們的手冊多數不會抄齊資料，重要的通告也會忘記帶回家。

幸好我們不用上學。那麼平時呢？專注力患者平時在家，應該也會有一點不同，對吧，Anna 貓？

（Anna 貓無言，好像聽不到 Elsa 貓説的話一樣。）

專注力不足的患者，他們的專注力時間（attention span）相當短暫，提不起他們興趣的事情當然不會理會。所以有些時候，即使是當面直接的跟他們説話，他們也好像聽不到一樣。

（指向 Anna 貓）不就是這個樣子。

還有啊，他們極容易分心⋯⋯

（Anna 貓頭突然一轉，看到了一隻飛蟲，然後跳起捕捉。）

特別需要用腦的事情，例如下棋、看書等，他們一般也集中不了。

那捕捉飛蟲應該不是一些特別需要用腦的事情吧？

（小鳥醫生和 Elsa 貓一起轉過了頭，呆呆的看著興奮的 Anna 貓。）

ATTENTION
DEFICIT
HYPERACTIVITY
DISORDER

ADHD_的
另類__教科書

過度活躍的
床前小故事

有聽過什麼叫做心理防衛機制（defence mechanism）嗎？

人生在世，有時候少不免承受各種打擊，或會面對一些不似預期的事情，這些狀況都會產生焦慮。

幸好，我們的潛意識發展出各種心理防衛機制去對抗這些焦慮，去平衡我們的心理。只是這些心理防衛機制，原來也有等級高低之分。

低層次的心理防衛機制，教人像鴕鳥一樣忽視和否定現實。《少林足球》中的谷德昭看見對手用金剛腿半場一射入網，一句「幻覺嚟嘅啫，嚇唔到我嘅」就是低層次心理防衛機制的一例。

稍微「成熟」一點的心理防衛機制包括有轉移（displacement）和合理化（rationalization）等。轉移就是將焦慮轉移到他人身上，比如說被老闆責罵，回家便向親人出氣。而合理化則是為自己的失敗找原因，好像自己無法升職，就抱怨自己懷才不遇，他人都是靠「擦鞋」和阿諛奉承上位（雖則有時候這也是真確）。

　　相比之下，昇華（sublimation）是一種成熟的防衛機制，它能夠有效地抑壓焦慮和衝動，然後用一種建設性的方式展現出來。好像小鳥醫生在醫學院的同學，當中不少也是因為童年親人患病，從此矢志學醫。

　　過度活躍症的發現，恰好也是昇華的其中一種表現。

　　　　　. . . . .

　　早前我們介紹過專注力不足的簡史，可是，ADHD 不是指專注力不足及過度活躍症嗎？為什麼前文提及的 Crichton 沒有把過度活躍一同發現出來？

　　小鳥醫生推想，這是因為 Crichton 工作的醫院多數是接收成年病人。從現今醫學角度來看，成人的 ADHD 患者即使有明顯的專注力不足症狀，過動的情況一般不太明顯，所以 Crichton 發現不到也是在情理之中。

　　那麼過度活躍症是如何被發現，又是從什麼類型的病人之中發現？

　　那當然是從兒童病人之中發現。但發現者不是兒科醫生，卻是一個爸爸。

這個爸爸叫做 Hoffmann，是德國的一個精神科醫生。他跟小鳥醫生一樣也喜歡業餘創作，只是這位醫生的寫作道路，比小鳥醫生的更為曲折離奇。

Hoffmann 平常在替兒童精神病人診症的時候都會帶備一本筆記簿，簿上畫滿自己的作品。小病人欣賞畫冊之後大多會比平常更為合作，令醫生診治的過程更為順暢。

Hoffmann 有一個兒子，某年聖誕這位醫生作家打算親自繪畫一本圖畫書送給自己三歲的兒子。一來可以給他一個驚喜，二來希望透過圖畫書教育兒子一些道理。

一開始的時候，Hoffmann 只想把圖畫書作私人用途，但他的出版社社長朋友看到圖畫書之後驚為天人，熱切的說服 Hoffmann 把這圖畫書出版。幸得這位社長，*Struwwelpeter*[1]（《披頭散髮的彼得》）才得以在 1845 年出版。在往後的日子，這本書再版無數，也曾被翻譯為各種不同的語言。

但這本圖畫書，說的是怎麼樣的道理？

. . . .

1. Hoffmann Heinrich (1962). *Struwwelpeter : Merry Stories and Funny Pictures*. New York: Frederick Warne and Company

有沒有看過麥兜的卡通片？

麥兜的媽媽也很喜歡講故事，有時候也在當中滲入不少道理。然而故事可能太沉悶，麥兜聽故事的時候總是堅持不住，要求媽媽停止說話讓自己好好睡覺。

在這個時候，麥兜的媽媽便會說一個終極的故事去教訓麥兜。

「從前有一個小朋友，他很早就去睡覺。到了第二朝早，他就死了。」

很可怕吧。這個故事雖然欠缺說服力，但是簡單而直接，令小朋友清楚知道行為與後果的關係。而 Hoffmann 畫冊中的故事，實際上也跟麥兜媽媽的不相伯仲。

Hoffmann 的圖畫書中有十來個故事，每個故事只有兩至三頁。每頁配置一幅大插圖，圖下有打油詩，敘述不同小朋友的故事。故事開始時大多描述該小朋友的缺點，然後再以誇張手法表達該行為的可怖後果。

而圖畫書的其中一個故事，主人翁 Philip 就被描述成一個過度活躍症病患者。

故事大概如此：Philip 在跟爸媽吃飯，但他一直都坐不定，不停在櫈子上搖晃，同時間輕佻地嬉笑。父母要他好好靜下來，他卻大發脾氣。搖著搖著，櫈子突然塌下來，而鋪在桌子上的桌布也一併被拉下來，Philip 最後被埋在桌布和碗碟飯餸之下。

ADHD_的
另類—教科書

這個麥兜式説教故事看似滑稽，卻是西方醫學史上第一份描述過度活躍症的文獻。讀者看著看著不禁產生懷疑：為什麼這個醫生爸爸會寫這種故事？

還記得我們早前説過的「昇華」嗎？昇華就是把挫折產生的焦慮壓抑，用一種具建設性的方式把焦慮抒發出來。小鳥醫生猜想，Hoffmann 的兒子一定有過度活躍問題，他面對兒子的症狀，想必只好抑壓著怒氣，然後透過文字和圖畫來教訓自己的兒子，誰料最後竟然成了兒童文學巨著。

問答環節
過度活躍的症狀

Elsa 貓
> 爸爸，你剛才説的那個小故事，根本都不是故事。

小鳥醫生
> 為什麼？

> 因為這些事情每天都在我們家中發生。

> （不慌不忙，半點也沒有被嚇到）對啊，所以我們精神科醫生也不會單純因為小孩子好動，就給他們下這個診斷。

> 那除了表面的頑皮搗蛋之外，你們還會有什麼診斷條件？

> （目光離不開 Anna 貓）他們應該坐下的時候不會安靜坐下，有時雖然屁股貼在櫈子上，但四肢總像在尋找其他方法活動。

診斷篇

（Anna 貓的後腳突然伸出，不斷抓自己的頭。）

> 他們會在不適當的場合跑跑跳跳，爬高爬低，對他人造成滋擾。他們也無法安靜的進行靜態的活動，好像下棋、讀書、玩大富翁等。

（Anna 貓突然爬上小鳥醫生的書架，伸出利爪向小鳥醫生的書虎視眈眈。）

◁ 就像現在這個樣子？

> 這裏是她的家，小鳥醫生只是貓奴，應該不算是不適當的場合吧？

◁ 那還有什麼其他症狀？

> 他們整天像一個摩打般，有跑不完的力氣，不懂停下來的樣子。

（Anna 貓轉眼間又從書櫃上跳了下來，然後爬上了小鳥醫生的書枱，把雙爪壓在電腦的鍵盤之上。）

Anna 貓

（突然加入對話）爸爸，你剛才介紹的那位醫生作家跟你好像很相似。

> 為什麼？這我可不敢當。

他因為孩子頑皮作了《披頭散髮的彼得》，你早前也作了《我的專注力不足女友》，不過……

> （嘆了一口氣）不過你媽媽不許出版。

（Anna 貓好像沒有聽見小鳥醫生的話般，轉眼便跳到地上，跑進廚房一口一口的嚼著貓糧，剩下小鳥醫生和 Elsa 貓呆呆的互相對望。）

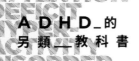

衝動和
德行問題

在剛剛進入精神科受訓的一段日子,小鳥醫生很喜歡研究精神動力學(psychodynamics)相關的知識。

什麼叫做精神動力學?人人出生時腦部結構大同小異,只是在成長的時候,會因為不同的因素塑造出不同的性格,而精神動力學就是研究這些因素跟人類心理和精神病之間的關係。

當時的小鳥醫生雖然很享受閱讀精神動力學的相關內容,但讀著讀著,心裏感到奇怪。為什麼精神動力學的翹楚當中,大部分都是兒童精神科的醫生?是不是兒童科的醫生特別厲害?

及後仔細想著其實不然。成年人的心理相當複雜,背景也各有不同,醫生即使每天看病無數,也難以將觀察到的現象作出歸納然後發展成理論。兒童的心理則相對簡單,表達的方式也較成年人為直接。因此,研究這些兒童的背景和他們心理發展的關係,所發現的必然較成年人的為多。

但這又跟 ADHD 有什麼關係?

專注力不足的症狀最早發現於 1798 年,而過度活躍的症狀則最早在 1845 年被記錄,只是這些文獻並沒有對 ADHD 的科研發展

和治療造成太大的影響。直至二十世紀初，醫生還未發展出治療 ADHD 患者的有效系統。

這是因為那時候，還沒有人把不專注和過動當病看。家長沒有把這些小朋友帶去看醫生，醫生自然沒有資料和數據去作出歸納，也沒有必要去發展治療方法。

根據文獻，ADHD 患者其實一直存在。但一種病要被當時的醫學界正視，就必須有相當數量的患者被帶去看醫生，那麼，家長會不會因為孩子不專注或者過動而帶他去看醫生？不會。二十世紀初的家長和老師可能只會打罵，希望孩子會聽話點，或者勸說孩子早出來工作幫補家計。

那什麼類型的 ADHD 孩子會被送到醫院？當然是有嚴重行為問題的孩子。

. . . .

ADHD 患者會有什麼種類的行為問題？答案可不是人人都清楚。

一般人只會認為，ADHD 患者比平常小朋友活躍。一旦出現行為問題，也只限於在課室搗蛋、上堂不專心、遲交功課等。但這不是事實的全部。

我們早前跟大家討論過 ADHD 的各種症狀，包括專注力不足和過度活躍的症狀。只是我們還差一種主要的症狀還未向大家介紹，那就是衝動（impulsivity）。

衝動的本質，是指患者難以有效抑制自己的行為。有些 ADHD 小朋友會經常插嘴，有些則喜歡騷擾他人做事。他們無法像其他小朋友一般好好輪候等待，只會隨著自己當時的心意去做事。

隨著孩子長大，ADHD 孩子可能會因為衝動而做出更多違反社會規範的事情。相比起其他孩子，他們較大可能做出破壞規矩、説謊、破壞公物、性濫交等行為。

除此之外，由於 ADHD 患者從小到大都因為症狀被長輩和父母責罵，某些患者會變得反叛，甚至發展出對立反抗症（oppositional deviant disorder，簡稱 ODD）或者品行障礙（conduct disorder）。這些患者行為偏離社會規範，甚至會違反法律。

在二十世紀初，就是這類型的 ADHD 孩子會被送進醫院。

．．．．．．．．．．．．．．．．

在醫學院學習過的朋友，一定聽過史迪爾氏病（Still's disease）這一個疾病。

史迪爾氏病是一種自體免疫疾病。因為自身抗體失衡，患者會出現關節痛、高燒、皮膚出疹等症狀。史迪爾氏病以發現者史迪爾（Still）命名，而這個史迪爾，卻又跟 ADHD 有著千絲萬縷的關係。

史迪爾是一個兒科醫生。他出生於 1868 年，大概在十九世紀末開始成為醫生。他在兒科的地位舉足輕重，直到現在，不少人也稱他為兒科之父。

剛才不是說過，在十九世紀末二十世紀初，ADHD 的病患者多數是因為行為問題被送往醫院診治嗎？作為一個兒科醫生，史迪爾當然接觸了不少相類似的病人。史迪爾將這些發現作出歸納，然後在 1902 年舉行了一場對 ADHD 的科研發展影響深遠的講座。

他羅列了二十個有行為問題但無智力問題的小朋友病例作討論，並認為這些孩子出現行為問題的原因，是因為他們缺乏道德控制力（moral control）。史迪爾列舉出這些孩子的特徵，包括過分熱切、兇殘、善妒、無視法律、不誠實、破壞性強、無羞恥心、性濫交和惡毒。

咦？等等，這些不都是用來形容青少年罪犯的詞語嗎？缺乏道德控制力不就是代表孩子頑皮，這又跟 ADHD 有什麼關係？

．．．．．．．．．．．．．．．．

有聽過棉花糖實驗嗎？

在二十世紀七十年代，心理學家曾經針對四歲孩童進行了一項實驗，後世稱之為棉花糖實驗。

實驗方式非常簡單，每次實驗，研究人員都會找一位幼童進入研究房間，讓他們好好坐下。研究人員會在孩童面前擺放一粒棉花糖，並告訴他們自己將會離開數分鐘，回來之後若果棉花糖還在，孩童將獲發多一粒棉花糖作為獎勵。

研究人員在十年後再度訪問這些孩童和他們的父母，看看他們發展如何。忍住不吃棉花糖的小朋友，長大後更善於適應困難面對挫折，也有更好的人生表現，如更好的 SAT[1] 成績、教育成就、身體質量指數等。而馬上吃掉棉花糖的孩子，做事則較雜亂無章，也比其他小朋友容易分心。

這研究反映出延遲享樂（delay of gratification）的重要性。研究人員認為，如果孩子能夠學會延遲享樂，將會大大增加日後成功的機會。

無獨有偶，上文史迪爾所提出關於道德控制力（moral control）的概念，跟延遲享樂不無關係。

史迪爾在 1902 年的講座提出，有道德控制力問題的孩子，多數無法控制自己延遲享樂。他形容這些孩子過分熱切，卻不是因為他們熱情如火，而是因為他們都要即時得到滿足。這些孩子也無法

---

1. SAT 即 Scholastic Assessment Test，由美國大學委員會主辦的學術能力評估測試，是世界各地的學生想申請入讀美國高等教育學府時的參考指標之一。

控制情緒的表達，經常在不適當的時候展現出憤怒、無助、充滿敵意等情緒。

史迪爾也認為這些孩子善妒。事實上，每個人也會有妒忌之心，而史迪爾的意思是，這類型的孩子無法隱藏和控制自己妒忌的想法，很容易就將其表露無遺，不能先把情緒忍一忍。

原來所謂的道德控制力，不只代表孩子頑皮，還代表他們缺乏延遲享樂的能力，代表他們衝動。而衝動這個概念，正是 ADHD 主要症狀的其中一類。現行診斷指南（*The Diagnostic and Statistical Manual of Mental Disorders*，簡稱 *DSM-5*）所指出的插嘴和無法安然輪候等症狀，不就跟史迪爾所提出的道德控制不謀而合？

史迪爾所提出的觀察和發現，雖不能夠完全反映 ADHD 的所有症狀，但可能因為他的論據充分，也可能因為他在醫學界中的地位，他提出的道德控制力和衝動等概念對後世關於 ADHD 的研究影響深遠。

隨著科技發展，醫生一步一步將已有知識和新的例證整合，開始將衝動（impulsivity）這個概念和 ADHD 的行為問題分開處理，並且發現這類型的小朋友同時存在不專注（attention deficit）和過度活躍（hyperactivity）的問題。今天的小朋友能夠得到 ADHD 這個診斷，而不是單純是頑皮或者缺乏道德控制等標籤，實在有賴過往無數醫生和科學家的努力。

至於能夠延遲享樂的孩子，長大之後是不是較為容易成功，看完這一章之後，讀者可能會有另一個看法。

　　馬上把棉花糖吃下的孩子是因為他們衝動和無法延遲享樂,而衝動恰巧就是 ADHD 的其中一類主要症狀。就如這個實驗的研究者所言,這些孩子長大後做事較為雜亂無章,比其他孩子容易分心。這個當然!因為這些都是 ADHD 的其他症狀。

　　至於 ADHD 孩子在長大後是否較難成功?在棉花糖實驗的年代,ADHD 的孩子根本沒有得到任何治療,讀書和工作自然會受到症狀影響。在現今廿一世紀,ADHD 的孩子只要及時就醫,藥物和其他治療方法當可把症狀影響降到最低。

問答環節

衝動的症狀

(房間裏突然傳出膠袋摩擦的聲音。)

Anna 貓,你究竟在幹什麼?
小鳥醫生

沒什麼啊,剛才聽見你說起棉花糖,我便想去找些東西咬。
Anna 貓

你怎麼這般頑皮……

那是否不吃棉花糖就不衝動呢?你們醫生診症的時候,是否也像棉花糖實驗一般,用棉花糖去評估小朋友是否有 ADHD?

當然不是……你先放下膠袋……

（不理勸告，繼續咀嚼膠袋）那你們怎樣評估？

ADHD 的小朋友，平時總是在說話，經常嘩哩嘩啦……

那也不是什麼問題啊，多說話總是討人喜愛。

還有他們不太會守秩序，不太會排隊，總是會爭先恐後……

我知我知，就像玩大富翁的時候，不好好等別人擲完骰子才玩。

（點一點頭）還有啊，有時候……

我知我知，他們會經常插嘴，即使他人不是在跟自己說話，也會加上一張嘴巴打擾別人的對話。

還有一樣，很明顯的。

是什麼？

就是別人還未完成問題，他們便口快快說出答案。

這……

Elsa 貓

（按捺不住當下的尷尬場面，嘗試替妹妹解圍）爸爸，你說了這麼多的症狀，是否按照這些症狀的描述，我們自己也可以替別人作診斷？

ADHD_的
另類＿教科書

當然不是。診斷不是有或無的簡單二元思考，還要配合背景、症狀出現情景、症狀對生活的影響，以及其他有可能出現的共病症等的因素，這些都要專業人士……

可不可以多說一點，爸爸？

當然可以，我準備了好幾個個案，都是關於ADHD在診斷上常見的難題，好好仔細聆聽吧。

（小鳥醫生剛說完話，耳邊又響起 Anna 貓咀嚼膠袋的聲音。）

參考資料

Mischel, W., & Ebbesen, E. B. (1970). Attention in delay of gratification. *Journal of Personality and Social Psychology, 16(2)*, 329–337.

Still G. F. (2006). Some abnormal psychical conditions in children: excerpts from three lectures. *Journal of Attention Disorders, 10(2)*, 126–136.

追不上學業
就代表有病？

在小鳥醫生還是學生的年代，根本沒有特殊學習需要（special educational needs，簡稱 SEN）這個概念。

小鳥醫生就讀官校，學校的確設有特殊班，但那是專為視障同學而設，偌大的班房只有數個同學，班房中設有特殊儀器，可以讓天生視力有問題的同學適應課程。

那麼 ADHD 呢？讀寫障礙呢？自閉症呢？對不起，我們那時候根本沒有人懂得這些疾病。要是一個學生成績差，師長不會去探討他是否有特殊學習需要，卻會認為他只是懶惰或者愚蠢。

隨著社會發展，學校對 SEN 學生的支援越來越多。學校一般會根據 SEN 學生的個別需要，作出各種調適、支援和訓練，務求令每一個學生的潛能得到發揮。

只是矯枉往往有可能過正。在現今社會，每當學生學習出現問題，很多人都會先懷疑學生是否有特殊學習需要，卻忽略了其他因素。

. . . .

「好，請坐。」小鳥醫生讓小男孩和他的爸爸坐下，「是學校的教育心理學家轉介你過來的嗎？」

眼前是一個小二男孩，旁邊的爸爸年紀比小鳥醫生大些許。男孩從來沒有來過精神科，這是他的第一次。在跟他爸爸對談之前，小鳥醫生暫時把男孩叫到旁邊的遊戲桌玩玩具，以免妨礙診症。

「對呀，醫生。」不知怎地，這個中年男子笑得有點無奈，「其實我也不認為他有什麼問題，只是學校的人如是說……」

「原來如此。」小鳥醫生點一點頭，「那他在學校發生了什麼事？是上課專心不了，經常遊魂？」

「好像沒有類似的情況，老師也沒有這樣投訴過。」男孩爸爸搖一搖頭。

小鳥醫生繼續猜想道：「那麼是否他經常遺失東西、忘記抄手冊、學校重要的日子忘記告訴爸媽？」

「遺失東西沒錯是有試過。」男孩爸爸皺一皺眉，仔細回憶，「只是這也不常發生，每一兩個月才出現一次吧。」

「那麼一定是經常欠交功課，做功課又不看題目不依指令，對吧？」

小鳥醫生之所以連珠炮發的問這一系列問題，是因為在男孩的轉介信中，學校的教育心理學家懷疑男孩患上 ADHD。以上問題全

都是專注力不足的症狀，奇怪的是，在男孩身上發現不到以上任何一個症狀。

「沒錯，他做功課是比較慢，」男孩爸爸輕鬆的回答，「但是我覺得這不是專注力的問題，晚上我陪伴他一起做功課，他沒有遊魂，一直也非常用心，也沒有多少事情會使他分心。」

小鳥醫生呆了一呆，眼睜睜的看著男孩爸爸。轉介信說男孩的智力正常，也沒有讀寫障礙的問題，但學習進度欠佳。既然小男孩沒有 ADHD，到底是什麼原因影響了他的成績？

· · · · · · · · · · · · · ·

男孩的爸爸好像也看出小鳥醫生的疑竇，「其實我也想了很久，應該真的不是 ADHD 的問題。」

「那麼是什麼問題？」小鳥醫生像看見沙漠中的綠洲。

男孩爸爸繼續說道：「我跟他媽媽在他剛出世不久已經分開，我想這是因為照顧安排上出了問題的緣故。」

小鳥醫生在門診看的新病人，一般都是由媽媽攜同應診，或者媽媽爸爸一同前來。眼前的小男孩只有爸爸陪伴，小鳥醫生應該一早就覺得奇怪。

離婚在現今社會其實相當普遍。有些父母即使離婚,依然選擇共同撫養彼此的孩子。只是小男孩成績惡劣,又跟父母照顧的安排有何關係?

「你們輪流照顧兒子,對吧?」小鳥醫生嘗試引導男孩爸爸。

「對啊。我多數帶他上學放學,而他媽媽則會在放學後帶他去玩,週末也是如此。」

「這好像沒有什麼問題啊。」小鳥醫生的腦筋還未跟得上。

「可能是因為新冠肺炎關係,疫情期間很多時候根本不用到學校上課。」男孩爸爸開始有點激動,「在課餘時候我本想陪他溫習,但他媽媽只會帶他出去玩,趕不上原來的課程。根基打不穩,後來的課程當然追不上。」

原來男孩的爸爸認為,男孩的母親為了把握跟男孩相處的時光,只顧帶男孩到處遊玩,忽略了功課和溫習。然而,其實一年前男孩母親已經另結新歡,再沒有過來跟男孩見面,男孩爸爸不是可以好好的跟他補習嗎?

男孩爸爸提出的假設即使不是百分百真確,但未必沒有道理。孩童智力發展取決於很多不同因素,缺乏適當栽培,當然可以是成績追不上的其中一個原因。只是對醫生和其他醫療專業而言,這個案例卻給我們上了好好的一課。成績差未必是 ADHD,世上一切也不能只靠精神疾患來解釋。

ADHD 的
筆跡鑑別

「你好。媽媽也請坐。」

剛剛進來診症室的，是一個就讀中三的男生，看上去遠比他的年齡成熟。小鳥醫生看著眼前的病人，回想起自己還是中三的時候，不禁唏噓萬分。

記得自己中三時還是一個小胖子，個子當然也沒有現在的高。學業成績平庸，小息放學時也只顧打波。只是那時的生活自由奔放，學校的朋友都誠實真摯，青春的歲月真夠令人懷緬。

「你好啊醫生。」男孩回應醫生。

「最近怎麼樣？在學校不錯嗎？」

「還不是跟以往一樣。」男孩點點頭，「沒有什麼不愉快的事，吃了藥之後也能夠專心上課，只是⋯⋯」

男孩一直因為 ADHD 到精神科覆診，症狀已經被藥物控制得貼貼服服。既然他在學校沒有什麼不愉快的事，為什麼會在此時此刻說「只是」？

男孩繼續說：「只是那隻長效的專注力藥不夠貨，最近兩個禮拜只好轉回家中備用的短效藥。由於藥效沒有長效的好，放學前的一兩節課堂不太應付得到。」

專注力藥也有長短效之分，短效的只維持四小時。醫管局有八小時和十二小時的配方，只是若果沒有充足原因，病人一般要自費配藥。眼前的男孩可能上次配藥未有配足，才會出現如此情況。

「不要緊，」小鳥醫生笑著道，「不是什麼大問題，這次配足便可以了。」

小鳥醫生很喜愛替 ADHD 的病人覆診，這是因為他們在服用專注力藥之後，根本和正常小朋友沒多大分別。醫生每次替病人覆診，一般不需要花費太多時間便可以完成診症。

小鳥醫生把藥物處方列印出來，正要交到男孩手裏之時，男孩媽媽突然問道：「醫生啊，我想問問 ADHD 的症狀包括什麼？」

「為什麼這樣問？」小鳥醫生有點愕然，「他最近出現了些什麼問題？」

男孩媽媽尷尬的笑了一笑，「沒有什麼問題，只是他的字寫得龍飛鳳舞，沒有一個人能看明白。」

「只是你看不懂了吧。」男孩著急的插嘴。

男孩媽媽轉過頭來，「你有膽量的話，不如把功課給醫生看看。」

　　小鳥醫生想起自己小時候字跡也相當潦草，不禁同情起男孩上來，「不用看功課，醫生明白。」

　　男孩看來只為了面子跟媽媽鬥嘴，當著面去看他的功課然後作出評論，未必對事情有幫助。

　　醫生繼續說道：「那老師怎樣說？老師批改功課的時候看得清楚嗎？」

　　「當然看不清楚。」媽媽還是相當氣憤，「老師已經多次來電投訴，這個孩子還是屢勸不改。醫生啊，我到底應該怎樣做？」

　　「那麼他試過在考試中因為字體潦草被扣分嗎？」醫生定定的看著孩子媽媽。

　　媽媽立刻回應，「當然有。不過……」

　　「不過什麼？」

　　「不過扣了分之後考試依然及格，起不了什麼阻嚇作用。」男孩媽媽嘆了一口氣。

　　小鳥醫生想起自己當年的字體雖然不堪辨認，但老師還是相當遷就，以致自己沒有動機去改變這壞習慣，於是隨即提醒男孩媽媽，要跟老師好好商量，在考試測驗時不要過分包容。看不懂的就打交叉，好讓男孩親身感受到筆跡惡劣的惡果。

ATTENTION
DEFICIT
HYPER
ACTIVITY
DISORDER

ADHD_的
另 類 ── 教 科 書

那麼字體潦草是不是 ADHD 的症狀？當然不是，只可説兩者有一定關係。

有練過字的人一定會知道，字要寫得漂亮，寫字時必須高度集中，檢查字體的一撇一勾是否跟臨摹的對象相稱，然後再加以改善。患有 ADHD 的孩子當然學習不了這門功夫，但事實上，普通的小孩子也不會無故作出這樣的訓練。

用筆跡鑒別診斷 ADHD ？這可能有一定參考價值，但想著想著，還是沿用原來的方法比較可靠。

只是「過度活躍」卻沒有
「專注力不足」的偽患者

還未接觸精神醫學的時候，聽説過 ADHD（專注力不足及過度活躍症），也聽説過 ADD（專注力不足）。當初以為這是兩種病，但原來並非如此。

ADHD 的症狀分為兩大類，一種是過度活躍及衝動，另一種則是專注力不足。有很多小孩，尤其是女生，只有專注力不足的問題。外表看來文靜不像頑皮學生，事實上卻因為症狀影響，經常跟不上進度。

這類孩子其實是不幸的一群，他們沒有外顯的症狀，較難被老師和家長覺察，診斷往往比其他人慢了一步。師長們也會誤解外表乖乖的孩子為什麼會經常遊魂，總是不聽指令交不了功課，甚至會怪罪他們懶散不聽話。

ADD 和 ADHD 其實是同一種病，只是症狀的表達方式不同，治療的方式卻大同小異。有人不禁懷疑，既然可以有 ADD（attention deficit disorder），世間究竟有沒有 HD（hyperactivity disorder）？小孩能不能只有過動症狀，卻沒有專注力不足的情況？

. . . .

ATTENTION
DEFICIT
HYPER
ACTIVITY
DISORDER

ADHD_的
另類__教科書

眼前是一對父母，父親是專業人士，母親多年來一直相夫教子。他們的女兒因為懷疑患有專注力不足及過度活躍症，今天第一次來精神科門診看醫生。

小女孩不太像 ADHD 的患者。診症時間已經過了十分鐘，小女孩乖乖的聽從醫生的話，在診症室一旁的桌子坐下，專心地繪畫醫生要她繪畫的全家福。可能因為父親教育水平的關係，三言兩語的便數出小女孩在校和在家過分活躍的症狀。

「那麼專注力方面呢？」小鳥醫生打蛇隨棍上，心想這也真是一個簡單直接的案例，「上課能否專心？功課是否經常交不齊？」

「其實她上課的表現也不壞。」爸爸認真的回答，「她的成績在班中數一數二，我們也沒有接過老師關於欠交功課的投訴。」

小鳥醫生皺一皺眉，「那她做功課時會不會容易分心？是不是經常會有不小心的錯處？」

「這個……這也不是很多。」

小鳥醫生感到奇怪。小女孩過度活躍的症狀比比皆是，專注力不足的症狀卻寥寥可數。事實上，根據數據和臨床經驗，小孩子只出現過度活躍症狀的可能性微乎其微。

「那麼……」小鳥醫生鍥而不捨，「她在學校會否經常丟失物品？」

「不太常會。一年可能一兩次吧。」

「重要的東西會否忘記寫進手冊？」

「也不會。」女孩爸爸堅定的搖頭。

小鳥醫生嘗試看看小女孩會否出現其他專注力不足的症狀，可是事與願違，餘下的症狀全都沒有出現過。究竟這出了什麼問題？是小女孩父母和老師都講大話，是小鳥醫生的診斷技巧有問題，還是眼前出現了一種前所未見的罕見疾病？

就在這個時候，小鳥醫生的靈光一閃，想起了女孩爸爸之前的一句話。

「嗯。」小鳥醫生好像想通了些什麼，「你剛才不是說過，女兒在班中成績數一數二？」

「當然。」女孩父親使勁點頭，「只不過她經常被班主任投訴，我們才把她帶來面診。」

「那你自己覺得呢？」小鳥醫生轉過頭，向在一旁繪畫的女孩問道：「為什麼會被老師責罰？」

原來女孩早已完成全家福，自行在紙張的背面繪畫上自己喜歡的卡通人物。驟眼看上去，可媲美大人作的畫。

女孩淘氣的回答道：「老師在課堂上叫我們做的作業，我總比其他人早完成。完成後閒著沒事幹，便去騷擾其他未完成的同學。」

「原來如此。」小鳥醫生沒有感到震驚，反而微笑著點頭，「那麼平時上課呢？課程的難度如何？」

「上課很悶。」小女孩扁一扁嘴，「老師教的內容我一早便懂得。」

其實小鳥醫生小時候也是如此，上課時經常遊魂，那是因為老師的講課沉悶，內容不能為大腦帶來新的刺激。幸好那時老師們都沒有 ADHD 這個概念，否則小鳥醫生老早便被帶到醫院看症吃藥。

記得那時小學有一個計劃，專為數學表現較好的同學而設。被選中的同學們可以選擇不跟其他人一起上課，騰出來的時間用來做程度更高的練習。這些練習相當有挑戰性，小鳥醫生當然不感沉悶，溫習時也比平時更加專注。

孩子好動搗蛋，不一定是 ADHD。少一點責罰，多花時間聆聽，「過度活躍」可能另有原因。

ADHD 之外的
其他可能性

每看一個新病人之前，小鳥醫生習慣先看一看轉介信。

轉介信來自五湖四海，有些由臨床或教育心理學家發出，有些則由私家醫生發出。有時候轉介信關於病人的診斷未必正確，卻可使醫生在未看症前多多瞭解新病人。

這天，小鳥醫生如常在兒童精神科門診看症。新病人的牌板剛剛送到診症室，小鳥醫生興奮地翻著牌板的內容。新病人的牌板自然沒有什麼資料，牌板所夾著的只有病人早前填下的問卷、護士的分流紀錄和病人的轉介信。

問卷未必有什麼參考價值，小鳥醫生只是匆匆掀過。之後看到分流紀錄，卻定了定神。原來病人是因為專注力不足就診，要知道某些兒童精神科案例相當複雜，若果只是 ADHD，一切工作便會簡單得多。

翻到了病人轉介信的一頁，轉介信不是由私家醫生或者心理學家發出，但書信版面異常熟悉。原來轉介信出自公立醫院醫生之手，上面寥寥數句寫上病人專注力不足的情況。

但一讀到轉介信下款，無數記憶在小鳥醫生心頭湧現。

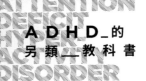

• • • • • • • • • • • • • •

原來這信是小鳥醫生親自寫的。

話説兩個星期之前，小鳥醫生的其中一個病人的母親在陪病人覆診時告訴醫生，她的另外一個兒子也出現相同症狀，詢問處理方法。

處理這種情況其實不難，如果病人或同行家屬懷疑家中亦有親人出現精神問題，只要提供其名稱和身份證號碼，主診醫生便可替該親人寫轉介信。

小鳥醫生馬上替病人哥哥轉介，只是自己根本沒有想到，門診這麼快便能夠為病人哥哥安排面診。

「你好，請進。」

眼前迎來一副熟悉的面孔。面孔的主人當然是病人的媽媽，而在媽媽旁邊的則是另一個男孩。

「你好啊醫生，我們又見面了。」病人媽媽點一點頭，但臉上沒什麼笑容，「這是哥哥。」

小鳥醫生接著又點一點頭道：「你好啊。為什麼來到這裏見醫生？」

小鳥醫生當然知道哥哥前來的原因。哥哥的媽媽早前已經透露

不少情況，還告訴醫生她私下要哥哥服用弟弟的專注力藥物。小鳥醫生明知故問，只是為了減少哥哥的疑慮。

　　然而，哥哥的答覆卻令人意想不到。

・・・・・・・・・・・・・・・

「我⋯⋯我不太開心。」

　　小鳥醫生有一點愕然，「嗯。那是什麼時候開始的呢？」

「大概一年多前。」哥哥繼續小聲的說道。

「那時候有沒有什麼特別事情發生？」小鳥醫生開始覺得，哥哥並不是單純的專注力不足。

「那時候剛剛升上中學，功課和考試的壓力比從前大很多。即使加倍努力，成績還是不堪入目。」

　　這情況其實十分常見。小鳥醫生當年的小學奉行快樂學習，在升上一所比較傳統的中學之後，也得花上數個月時間調節，逐步適應中學的學習模式。

　　小鳥醫生加以細問，發覺哥哥在當時的確出現了不少抑鬱症的症狀，包括情緒低落、失眠、食慾不振等。很多抑鬱症的病人都會出現專注力不足的情況，這不是 ADHD，卻是抑鬱症的症狀之一。

ＡＤＨＤ_的
另 類 __ 教 科 書
ATTENTION
DEFICIT
HYPER
ACTIVITY
DISORDER

「但你在小學的時候，有沒有專注力不足的情況出現？」小鳥醫生繼續問道。

哥哥沒花多少時間回憶便說：「沒有啊，小學的時候學習沒有什麼問題。」

「媽媽覺得呢？」小鳥醫生轉過頭向病人媽媽問道。

「嗯。」病人媽媽想了一想，「那好像真的沒有聽老師說過，專注力不足這問題像是這一兩年才開始的。」

哥哥似是抑鬱多於 ADHD。事實上，專注力出現問題只是 ADHD 或者 ADD 的其中一種症狀。世間上也有不少其他疾病會令患者出現專注力不足的情況。

在這個案例之中，病人的弟弟是個 ADHD 患者。ADHD 的遺傳性相當之高，但這並不代表案中病人必定跟弟弟有著相同的疾病。病人媽媽在未得到醫生診斷之前便胡亂給病人吃專注力藥，實在是不太合適。

那麼小時了了，到了成長中的某一階段才出現專注力不足的問題，是否就代表病人的問題不是源自 ADHD？這也不盡精確。某些 ADHD 的孩子小時候因為智力較佳不用太多專注力也能適應課程，但後來課程越來越艱深，ADHD 症狀的壞影響才會逐漸湧現。

發覺孩子專注力差，背後原因可能有很多，未必是單單因為 ADHD。作為家長，最重要的是趕快陪同孩子就醫，讓醫生協助尋找答案。

遲了發現的
ADHD

在小鳥醫生的年代，根本就沒有 ADHD 這個概念。若果小朋友出現 ADHD 的症狀，只會被標籤為頑皮懶散。在那個年代成長的小朋友，不少到了成人階段才會去就診。

這類病人會被診斷為成人 ADHD 患者，成人 ADHD 的治療方法跟兒童患者沒什麼分別。成人 ADHD 這個專有名詞，總會令人產生誤會，以為某些人會在成年後突然出現 ADHD 的症狀。事實上，ADHD 的患者多在小學時候開始出現症狀。

早一點被診斷，早一點得到治療，對 ADHD 患者來說總是利多於弊。要知道香港的教學課程像迴旋階梯一樣，高年級的課程需要低年級的內容作為根基。早一點服用 ADHD 藥物，自然能夠令患者早一點適應教學內容，為日後的學習作準備。

隨著兒童精神科的普及，現今大多數的患者都能夠及時被診斷出患上 ADHD。小鳥醫生每週都要看 ADHD 的全新病人，他們大多為小學生，最小的年僅四五歲。

這天門診的新病人卻跟過往來的有一點不同。

. . . .

「你好。請進來坐吧。」

小鳥醫生步出診症室，示意新症病人進入，只見一個中年女子拖著一個只比小鳥醫生矮少許的男孩子走進來。

小鳥醫生一邊翻著病人的轉介信，一邊在喃喃自語，「是學校的社工轉介你過來的，對吧？」

「嗯。」病人的媽媽回答道。

「好像是……」小鳥醫生依然在翻閱文件，「是因為情緒的問題？」

「對呀，那時候他還在小學。」病人的媽媽搶著回答，「大概是兩年前吧，他爸爸的情緒不太穩定，對家中其他成員造成了不少影響。」

小鳥醫生停止翻閱文件，抬頭一看，發現病人媽媽雖然只是三十來歲，卻比同年的人來得蒼老，連忙問道：「他爸爸……一直有在看精神科？」

「對。」病人媽媽好像在逃避著小鳥醫生的目光，「年輕一點的時候，他還有濫用藥物的習慣。現在已經好了一點。」

「那麼，那時候你的兒子出現了什麼症狀？」

根據資料，病人媽媽雖然學歷不高，但原來也頗瞭解自己的兒子。兒子在五六年級所出現的各種抑鬱症狀，包括疲倦、欠缺動力、失眠、胃口欠佳、缺乏集中力等，病人媽媽娓娓道來。

小鳥醫生一邊點著頭，一邊在記錄病人媽媽回報的一字一句，「那麼現在呢？現在好像……已經升上中一？」

「現在好了很多。」這次輪到病人自己回答，「也沒有過去那些症狀，只不過……」

「只不過什麼？」小鳥醫生暫停在電腦輸入資訊，視線集中的看著病人。

「就是你上課不太集中吧。」病人媽媽依舊改不了搶答的習慣，「醫生啊，這孩子現在應該沒有什麼問題，只是有點懶惰吧。這次他來這裏看診，也不過是他偶然跟學校社工說起往事，社工不放心叫他過來看看吧。」

但「集中」這個詞語令敏感的小鳥醫生心中響起了警號。

「你說他上課不太集中？」

「對啊。」病人媽媽連忙回應，「他從小到大都不集中，這都不是什麼症狀，我想這只是因為他比較懶惰吧。」

「從小到大……」小鳥醫生想了一想，「那麼升上中學以後呢？那時候情緒是否已經開始變好？」

ADHD_的
另類__教科書

ATTENTION
DEFICIT
HYPER
ACTIVITY
DISORDER

抑鬱有時也會影響病人的集中力。小鳥醫生這樣問，是要確定病人專注力不足的症狀並非由抑鬱引起。

「那當然。其實從小一開始他便是不太集中，一直也沒有什麼改變。」病人媽媽一副看破世事的樣子。

小鳥醫生像想起了些什麼，「他既然如此的不專注，老師究竟有沒有多加注意，或者轉介他接受相關的評估？」

「那當然有。」病人的媽媽了然於胸，「初小時他的成績不濟，學校的教育心理學家早就替他做過評估，認為他有讀寫障礙，這點學校早就加以調適。」

讀寫障礙的小朋友，學習比其他同輩更為困難。程度追不上，自然提不起學習動機，這勉強也可以說得通。

然而，詢問病人上課和在家中的情況過後，發覺病人不只是不上心和不專心，也同時出現了專注力不足的其他症狀，足以符合專注力不足（attention deficit disorder）的診斷條件。

ADHD 其實不難診斷，只是孩童的內心相對複雜。有時一個兒童病人患有多種疾病，卻因表達能力有限，令一些症狀被忽略了。就以上述個案為例，病童除了專注力不足之外，還患上了抑鬱症和讀寫障礙。醫生和其他專業人士會以為讀寫障礙和抑鬱症足以解釋病人所出現的問題，如此病人專注力不足的問題便可能會被忽略。

那麼到了中學才被發現有 ADHD 會否太遲？小鳥醫生夠膽説一句：即使到了長大成人才被診斷出來也未必太遲。ADHD 不是洪水猛獸，只是阻擋我們活出潛能的一道枷鎖。早一天解開這道枷鎖，便可以早一天邁向成功。人生的很多風景可能已經錯過，但面前還有更多我們可以努力的地方。

A D H D _的
另類 _ 教科書

ATTENTION
DEFICIT
HYPER
ACTIVITY
DISORDER

「知足常樂」

還在醫院工作的時候，小鳥醫生其實不太感受到新年氣氛，因為小鳥醫生在年初二已「啟市」，根本沒機會去拜年。

事實上，小鳥醫生不太喜愛拜年，見見久別未逢的親戚當然好，一家人共聚天倫開開心心。只是有時太過熱鬧容易令人焦慮，而小鳥醫生一向不善辭令，總是恐怕自己會在拜年時得罪他人。

新年時大家都習慣去講恭賀説話，小鳥醫生一般只講「恭喜發財」和「身體健康」兩句。有些人喜愛度身訂造一些恭賀説話，但根據小鳥醫生觀察，這些説話的受眾多數未必欣賞，有時還會出現講者無心聽者有意的情況。

有位朋友曾經跟小鳥醫生抱怨，他的一位親人在新年時跟他説了句「心滿意足」。驟聽起來「心滿意足」是件好事，可是朋友聽在耳中，卻總覺得長輩是指責自己不夠安分，要知足常樂。

「知足常樂」當然是好。這個朋友其實環境不差，只是他的弟兄姊妹的發展好像也比他優秀，較容易得到父母親和長輩的愛戴。在比較之下，自然較難「心滿意足」。

「比較」是「知足常樂」的最大敵人。

• • • • • • • • • • • • • •

這天來的病人有一點特別。

「你好，請坐。媽媽也請坐。」小鳥醫生眼前的是一對母子。「很久沒見哦。這次來是什麼原因？」

病人是一個中二的男生，陪伴旁邊的當然是他的母親。他數年前因為懷疑患上 ADHD 來過精神科診治，經醫生判斷之後，男孩症狀不太嚴重，並未符合 ADHD 的診斷條件。沒有患病自然沒有覆診的需要，就是如此，我們有數年沒有見過這個男孩。

根據門診規矩，病人超過兩年沒有覆診，如果突然想過來看醫生便要重新排期。排期動輒十數個月，眼前的男生可能真有些嚴重的問題。

「數年前我們來過，醫生說他沒有 ADHD。」男生母親不厭其煩的解釋，「只是最近他的鋼琴老師說他上課不太專注，懷疑他有 ADHD。加上他以前小學的老師也有類似意見⋯⋯」

「他現在已升上中學了吧？」小鳥醫生打斷了男生母親的說話，「他上中學之後成績如何？有讓你們擔心的地方嗎？」

「他的成績大概在全級頭二十名之內。」男生母親皺一皺眉，「但這個我很不滿意。畢竟他所就讀的學校只是 Band 2，這樣的成績⋯⋯」

小鳥醫生斜眼看看男生過往的就診紀錄，發覺男生雖然沒有 ADHD，但智力測試結果卻不太突出。IQ 86 當然不算智力障礙，但能夠在 Band 2 中學之中名列前茅，也算是相當不錯。男孩母親應該心滿意足。

只是「心滿意足」四個字剛到嘴邊，小鳥醫生想起一事，便硬生生把它們給吞回去。

．．．．．．．．．．．．．．．．

話說小鳥醫生的女朋友從前有看臨床心理學家，即使是現在也會時不時分享當初的一些經歷。

記得有一次，她向心理學家抱怨，説她的中學同學都發展得很好，而她在畢業後只是原地踏步。心理學家沒有怎麼安慰，只是理性的説了一句：「你有 ADHD，在這所名校之中自然會給比下去，其實你現在已經相當不錯。」

女朋友聽下去自然感覺難受。畢竟命生下來人皆不同，只是未必人人都會選擇認命。有 ADHD 或者智力不如人只是輸在起跑線，「相當不錯」、「心滿意足」這些説話無疑是在對打算努力後來居上的人潑冷水。

小鳥醫生沒有要眼前的男生和他的母親心滿意足和知足常樂，往後只是一字一句的重新替男生作出診斷，看看他是否真的患有 ADHD。

　　有去過算命嗎？小鳥醫生喜歡研究八字，但不喜歡算命，只喜歡算運。這是因為命早已生成不能改變，怎麼算也是死衚衕。瞭解自己的運氣卻有助趨吉避凶，令自己的未來更加美好。

　　算命如此，看醫生也是如此。其實 ADHD 孩子的家長也好，自閉症孩子的家長也好，成績惡劣的孩子的家長也好，他們都不會認命，不會心滿意足，不會知足常樂。但為人父母者，這對他們來說著實天經地義，畢竟誰也想望子成龍。

　　作為醫療工作者，也當好好瞭解父母的想法，盡量提供各方面的援助，令孩子的潛能得以發揮。注意診斷的時候務必要小心，千萬不要因為父母的焦慮影響判斷，令孩子無辜地被貼上各類疾病的標籤。

ATTENTION DEFICIT

第二章

共病篇

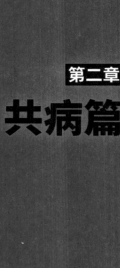

很多患上 ADHD 的孩子都會同時患上另一種疾病，而這些疾病往往令已有的 ADHD 症狀更難處理，阻礙孩子發揮最高潛能。及早辨認這些共病（comorbidity），才可令孩子盡快得到應有的治療。

女王教室中的
反叛兒童

很多家長都會投訴自己的小孩反叛。

固執是反叛,不聽話是反叛,甚至乎成績欠佳也是進入反叛期的徵兆。反叛一詞被嚴重濫用,究竟怎麼樣的行為才算反叛?是否孩子頑皮就可以給他貼上「對立反抗症」的標籤?

Netflix有一套經典日劇《女王的教室》,小鳥醫生小時候看這劇十分投入,氣憤為何世間上會有如此霸凌同學的老師。可是長大之後重看此劇,卻有另一番感受。

劇中的日本小學生就讀私立小學,大部分人都以考入私立中學為目標,因為日本的私立中學質素較佳、前途較好。只是有些同學(進藤同學)雖然有卓越的成績,卻堅決拒絕考入私立中學。

這曾經令小鳥醫生大惑不解,是什麼原因令這成績優異的學生放棄大好前途?是不是因為進藤同學的好朋友成績較差,所以她寧願紆尊降貴,自願入讀公立學校使友誼得以延續?還是因為家境貧窮,負擔不起私立學校昂貴的學費?

. . . .

很多家長不太理解為何自己的孩子如此反叛，聽過「對立反抗症」（oppositional deviant disorder）這個精神科疾病的診斷之後，他們甚至以為這是因為孩子有病，問題不在自己身上。

事實上，孩子出現對抗行為，問題大多出自家長和教師的管教上。

ADHD 孩子之中，很多同時被診斷出患有對立反抗症。ADHD 孩子受到 ADHD 症狀的影響，從小事無大小都被責罰。師長不喜愛他們，認為他們是班中的搗亂分子，學習不專注、功課做不好。家長也不喜愛他們，尤其是注重整潔和禮貌的家長，大多認為 ADHD 孩子難於管教。

但孩子本來也不想這樣，他們根本控制不了自己的行為，只知自己無辜被責罰。隨著成長，逐漸產生敵意，敵視身邊的一切權威人士，繼而衍生對抗行為。

成績優秀、外貌娟好的進藤同學本應從小受到師長愛護，只是她小時候母親專注事業，又因為財政理由跟進藤同學的父親離婚，令進藤同學恨透母親。

加上劇中阿久津真矢老師在班中實行高壓獨裁教育，時刻標榜成績，催谷班中的學生去考私立中學。進藤同學對此非常反感，即使私立中學比較好，她還是要對抗老師的意見，堅持跟她的好朋友一同進入公立中學。

不聽話當然不是反叛，但若果意見合理卻依然反抗，這就是反叛。但孩子不會無緣無故反叛，對立反抗症也不會無故出現，師長們可多加留意。

問答環節

該被重視的對立反抗症

Elsa 貓

> 爸爸，你剛才提及的《女王的教室》十分好看。

> 什麼，你們也有看嗎？我只知道每當我們看電視的時候，你便會騷擾我們，要我們摸頭摸肚。

小鳥醫生

> 因為我才是女王嘛。但是……

> （有一點無奈）但是什麼？

> ADHD 有這麼多的共病症，為什麼要先說對立反抗症？是不是因為電視劇太好看？

> 才不。

> 我不相信，一定是因為電視劇太好看。

> （一本正經的說）這是因為在 ADHD 的患者之中，對立反抗症實在太過普遍。根據統計[1]，高達 30% 至 50% 的 ADHD 患者符合對立反抗症的診斷條件，這可不是一個小數目。

> （擺出一副輕視的神情）多又如何？

1. Gnanavel, S., Sharma, P., Kaushal, P., & Hussain, S. (2019). Attention deficit hyperactivity disorder and comorbidity: A review of literature. *World Journal of Clinical Cases, 7*(17), 2420–2426. https://doi.org/10.12998/wjcc.v7.i17.2420

同時患上對立反抗症和 ADHD 的小朋友長大之後，犯罪和濫藥的風險都比其他的 ADHD 患者為高。有些長大之後還會變成反社會人格障礙。

（聽到之後有點緊張，爬到小鳥醫生的大腿之上）這麼的嚴重，那家長可以如何判斷小朋友是否有對立反抗症？是否好像你剛剛說的一樣，「包拗頸」就是對立反抗症？

這只是症狀之一，還有要注意的是，對立反抗症的孩子會對所有權威人士展現反叛的態度。若只是對媽媽反叛，那麼問題可能是出在媽媽身上，而不是對立反抗症。

還有其他症狀嗎？

對立反抗症的孩子睥氣通常很差，經常會故意惹怒別人，也時刻會跟大人吵架和頂嘴。

（眼睛睜得大大的）還有呢？

他們很容易被惹火，也十分記仇，經常懷恨於心。自己的錯處卻不會承認，習慣諉過於人。

（若有所思的點一點頭）原來如此。

怎麼樣？想起了些什麼？

（Elsa 貓一言不發，熟練地爬上小鳥醫生電腦的鍵盤上躺下，然後冷傲的看著小鳥醫生。電腦屏幕上斷斷續續的出現一堆亂碼……）

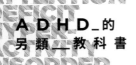
專注力藥
治療不到的症狀

治療專注力不足及過度活躍症的藥物，除了可以令小孩子學習更加專注之外，還可以有效治療因為過動症所引起的行為問題。

ADHD 的小朋友比一般人活躍，經常在課堂上跑跑跳跳，影響課堂秩序，騷擾其他孩子上課。他們的自控能力有時未如理想，容易跟他人發出爭執，傳統的專注力藥物一般都可以解決這些問題。

不過有時候，在 ADHD 孩子身上出現的行為問題未必有藥可醫。

「你好。咦？」小鳥醫生替病人的媽媽打開門，向門外探頭一看，卻發現這天來覆診的只有病人的媽媽，「今天只有媽媽來覆診，對吧？」

「是呀，醫生。」病人的媽媽不斷點頭，表示歉意，「他今天不肯來，我怎麼說也沒奈何，真的不好意思。」

病人一直因為 ADHD 和對立反抗症在精神科專科門診覆診。根據診症紀錄，病人近年因為某種原因需要離家在家舍暫住。在病人需要覆診的日子，媽媽一般都會親自到家舍接病人到醫院覆診。

病人雖然反叛，但一般都願意跟媽媽來覆診。他在家舍居住，要是拒絕覆診，家舍的職員一般也有方法令他聽話。這次只有媽媽來覆診，情況有點不尋常。

. . . .

「不要緊，不要緊。」即使病人親自前來覆診對他的治療非常要緊，小鳥醫生還是安慰著媽媽，「兒子最近怎麼樣？」

「他從家舍回來度假之後，一直待在家不肯回去，又經常發脾氣。」病人的媽媽嘆了一口氣。

小鳥醫生恍然大悟，「為什麼他不肯回家舍？」

「他回到家中，我跟他一直沒有兩句。」病人的媽媽又嘆了一口氣，「多問兩句他又會發脾氣，我現在也沒有他辦法。」

「那現在他在家中會做些什麼？」

「他現在只顧打遊戲機，什麼也不做，脾氣又大，平時又不肯溫習。幸好現在放暑假，我也不知道開學以後他是否願意去上學。」

病人有對立反抗症，這類型的孩子多數十分反叛，總是喜歡對抗權威。這種性格的形成多數有其原因，可能是父母的教養方法出了問題，也可能是學校的學習環境所導致。

現在病人「躺平」，不肯回家舍，不肯學習，只顧打機，代表對立反抗的症狀惡化。症狀惡化總有原因，但病人沒有親身來覆診，小鳥醫生也就無法確認了。

在小鳥醫生想開口多問兩句之際，病人的媽媽卻比醫生搶先一步。

「我記得幾年前，我帶他到這裏來的時候，有位醫生曾經跟我們說，吃那隻什麼什麼專注力藥，可以改善他的行為問題。我想問，可不可以再開些藥給他試試？」

「這個……」小鳥醫生皺一皺眉。

病人從前試過服用專注力藥，可是那時候他不太適應藥物的副作用，服用之後有一點作嘔，之後醫生也就沒有處方這種藥物給他。然而此時此刻，小鳥醫生心中擔心的，卻不是藥物的副作用。

病人媽媽的眼睛比剛才張得更大，「開一點給他試試吧。」

「他現在的那些行為問題，其實跟他的 ADHD 沒太大關係。」小鳥醫生整理好思緒，慢慢地向病人媽媽解釋，「他現在不肯回家舍，可能是在家舍發生了什麼事情，影響著他的情緒。」

「這……」

　　「這個我們現在也確定不了。」小鳥醫生繼續説道:「但既然他的反叛和對抗行為源於生活環境,貿貿然處方專注力藥也未必能夠扭轉形勢,令他好好合作。」

　　ADHD 的孩子隨著年月漸長,一般都會面對很多不同的問題,但不是所有問題都可以藥物解決,照顧者和醫護人員必須多花功夫去瞭解,才可以對症下藥。

「請不要刺激我！」

被人威脅一點也不好受。

記得 Netflix 神劇《黑鏡》(*Black Mirror*)，有一集講述男主角被人竊取電腦資料。罪犯要脅他若果不跟隨指示去做，他的裸照便會被散播開去。男主角害怕親友知道自己的秘密，對威脅者的指令一一服從。只是指令越來越過分，男主角最後悲劇收場。

小鳥醫生工作的時候也經常被人威脅，記得小鳥醫生從前在濫藥科工作，前來覆診的病人大多不是善男信女，他們有時候會作出無理要求，如果醫生不去配合，有些比較惡劣的病人便會威脅投訴醫生，甚至有病人試過揚言會作出襲擊。

任何人也試過被要脅。要脅的方式層出不窮，面對要脅卻只有一種方法。

這天小鳥醫生又在門診替病人覆診，轉眼間已看過大半的病人。在下一個病人進來之前，醫生會先翻閱病人的牌板，瞭解一下病人的背景資料。

在兒童精神科門診覆診的病人，不是 ASD（autistic spectrum disorder，自閉症）就是 ADHD，其實也不用花太多時間去重溫他們的資料。小鳥醫生翻看著下一個病人的牌板，眉頭卻皺了一皺。

・・・・・・・・・・・・・・

「請進。」小鳥醫生走出診症室，叫病人和他媽媽進來。

病人是一個小六男生，胖胖的外表有一點倔強。鼻樑上架著一副粗框眼鏡，驟眼看上去有點像一個著名的喜劇明星。他一直因為 ADHD 在精神科覆診，不過除了 ADHD 之外，他之前的主診醫生還為他加上了 ODD（對立反抗症）的診斷。

ODD 患者有時會令醫療工作者心生畏懼，一來他們個性頑劣，喜歡挑戰權威；二來 ODD 的形成，大多與父母的性格和管教有關。在替這類型小孩子覆診的時候，有時甚至會覺得他們的父母才是應該去看精神科的一個。

「你好。最近怎麼樣啊？」小鳥醫生態度親切的跟小男孩說話。要知道替對立反抗症孩子診治，最重要的就是放下架子，嘗試用一個平輩的角度去跟他們交流。

小男孩意外地表現得很合作，「沒什麼問題啊。」

「那便好了。」小鳥醫生點一點頭。

　　小鳥醫生還在點頭之際，旁邊的母親插口，「真的沒什麼問題？」

　　「只是你們認為我有問題。」小男孩立刻反唇相譏。

　　「你自己跟醫生說說吧，你不說我便自己跟醫生說。」

　　「你試試吧。」小男孩睜大眼睛，神色兇狠地望著媽媽，「請不要刺激我，你信不信我……」

　　「醫生，他平時就是這樣啊。」媽媽一副無助的樣子，「總是要搞對抗，一副反叛的樣子。」

　　小鳥醫生看著眼前正在爭持不下的兩母子，心想原來男孩的父母親也是長期受到小男孩要脅的受害者。

· · · · · · · · · · · · · ·

　　小鳥醫生定下神來，開始冷靜地替病人和媽媽分析一下他們的問題。

　　「你的孩子平時也是這樣的嗎？」小鳥醫生向病人的媽媽問道。

　　「對啊，他總是在要脅我們。只要我們做的事情不順他意，他都會這樣說話。」

　　這也是小鳥醫生心中的想法。小男孩好像認為爸爸媽媽都深怕他突然情緒爆發或者失控，故常以此來威脅爸爸媽媽。

　　「那你們會如何處理？」

　　「我們開始時當然受軟不受硬，立刻跟他鬥嗓門大。吵吵鬧鬧數小時之後，最後大家都疲倦了，事情才得以平復。」

　　小鳥醫生感到奇怪，畢竟父母才是大人，吵架時理應是佔上風的一方，為什麼好像父母比孩子還要害怕吵架呢？

　　「原來如此。」小鳥醫生咬一咬唇，「但聽他的口吻，你的兒子好像絲毫不怕吵架。」

　　「對啊。」病人的媽媽有點感慨，「要知道我們工作了整天，回到家中已是強弩之末。開始時當然可以跟他撐到底，但慢慢地便會怕麻煩，寧願將就將就。」

　　這就是答案吧。大人怕麻煩，小孩子不怕，小孩子看通這一點，便會用來要脅和控制大人。

　　「那麼你們除了乖乖就範之外，還有沒有試用其他方法去處理？」

　　「也沒有什麼方法。有時也會繼續跟他吵鬧，有時卻會對他作出懲罰，好像沒收他的遊戲機。只是他卻會變本加厲，最後我們也只會輸得更多。」

「那有沒有試過先將大家分隔，讓大家冷靜一下。無論孩子説什麼也不作回應，也不作任何退讓？」

ODD 的孩子非常反叛，尤其是在情緒高漲的時候，若此時繼續跟他對抗或者作出處分，孩子的問題只會變本加厲。若果貿然作出退讓，聰明的孩子更會乘虛而入。

小鳥醫生提出的方法只能治標卻未必可以治本。家長應該在 ODD 未形成之前，好好審視自己的管教方法，避免挑剔、避免過分責備，多作正向行為支持和鼓勵等都是基本，不要到了孩子開始反叛才想辦法。

問答環節

品行障礙症

Anna 貓

爸爸，你說了這麼久，為什麼好像……

（敏感的道）什麼？

小鳥醫生

好像生病的都不是這些對立反抗症的小朋友。

（哈哈一聲）倒像他們的父母有病，對吧？

（繼續天真的問道）對啊。那麼究竟是他們有病，還是他們的父母有病？

（交叉著雙手，若有所思的說道）老實說，我也覺得對立反抗症不應該是一種疾病。對比起抑鬱症、思覺失調、ADHD 等其他精神科疾病，這個對立反抗症總是格格不入似的。

那為什麼你又要在這本《ADHD 的另類教科書》之中提起？

因為我覺得這雖然未必真的是一種精神病，卻是一個非常有用的標籤，令醫療互作者知道孩子背後潛在的問題和往後需要留意的事項。

例……例如呢？

你有聽過品行障礙症嗎？

我有聽你提過，conduct disorder 嘛。

很好。可以解釋多一點嗎？

嗯……就是品行……品行不太好吧。

（偷偷笑了一笑）你可以這樣理解。對立反抗症的孩子背後可能有很多問題，包括父母的教養方法等，如果這些問題沒有改善，對立反抗症可能會演變成品行障礙症，衍生更多的行為問題。

其實依你之前所說，對立反抗症的孩子也只是頑劣一點、反叛一點罷了，那麼演變成品行障礙症的話，還有沒有其他問題呢？

品行障礙症跟對立反抗症當然有不同的地方，他們除了不守規矩、故意逃學，還喜歡以說謊來達到目的，損人利己。

（身軀震了一震）還有呢？

他們罔顧法律，有些犯法的事，例如盜竊、破壞公物、傷人、縱火等他們也會隨便去做。這些孩子長大之後，成為積犯的可能相當之高，甚至會變成社會的負擔。

原來是這樣。那麼若果我們看到小孩有對立反抗症的特質，是不是要小心處理，好好探究背後的成因，看看管教上有沒有地方要改善，以免症狀惡化成為品行障礙症？

當然。剛剛說漏了一樣……

（緊張的看著小鳥醫生）是什麼？

品行障礙症的患者還會有虐待小動物的傾向……

（Anna 貓喵了一聲，然後一溜煙的逃出了小鳥醫生的書房。）

「最怕改壞名」
的自閉症

在兒童精神科的門診當中，每週都會來新的病人。

新病人的年紀大多只有六七歲，診斷也大多是自閉症和 ADHD
（專注力不足及過度活躍症）兩種。當然，有不少小朋友兩者皆
有，這也是相當普遍的現象。

在病人和家長離開之前，醫生都會向家長解釋診斷結果。家長
一般都會欣然接受 ADHD 的這一個診斷，只不過每當提及自閉症，
他們大多會面色一沉。

「什麼自閉症？我的孩子哪裏自閉？」

「應該不是自閉症吧？我的孩子經常說話，性格也相當外向。」

「自閉症？不，他的智力沒有不正常的地方。」

家長們不接受自己的孩子患上自閉症，原因相當容易理解，因
為他們對自閉症的誤解，多數來自「自閉症」這個譯名。

. . . .

A D H D _的
另 類 __ 教 科 書

ATTENTION
DEFICIT
HYPER
ACTIVITY
DISORDER

在小鳥醫生成長的年代，自閉症也不是太為人所熟悉。

小鳥醫生年少時脾氣乖張，性格直率，經常得罪前輩師長。記得在醫學院的時候，曾經在全班面前為著課程上的小事，跟一名兒科教授狠狠的辯論一番。

只是兒科教授非但沒有怪罪小鳥醫生，事後還對小鳥醫生表示欣賞。教授認為小鳥醫生有自閉症的特質，目無尊長不過是直率的表現。

教授可能也有些少自閉症的傾向，在之後的小組課堂上，他在眾多同學面前告訴小鳥醫生他的想法。小鳥醫生並不奇怪，可能自覺性情一向孤僻，被標籤自閉也無特別感受。

然而皇帝不急太監急，教授在課堂完結之前，竟然也特地問了小鳥醫生一句：「怎麼樣？沒有感到什麼不快吧？要不要我駕車送你回家？」

在教授的眼中，原來自閉症也不是什麼正面的標籤。

. . . .

自閉症的英文叫做 autism，字根見希臘文 *autos*，意思就是「自我」（self）的意思。只是自閉症的患者並不完全自我封閉，說他們自我也不是指他們自私。

自閉症其實是一種發展障礙，患者的腦部發展跟其他小朋友不一樣。其中一種特點，就是自閉症小朋友往往無法從其他人的角度去看事情，這會嚴重影響小朋友的社交發展，旁人看上去也會認為小朋友比較「自我」。

但事實上，自閉症是一種廣泛性發展障礙（pervasive developmental disorder），而社交發展問題只是其中一點。除了社交之外，自閉症患者的溝通能力和情緒控制能力會比一般的小孩子弱。他們也會有固執的情況，興趣也比一般的小孩子狹窄。

自閉症這個名字未必能完全反映自閉症的病徵和患者的特質，他們看上去雖然比較「自我」，但這實與性格無關，自閉症患者面對著更多其他不同種類的問題。

家長們聽到自閉症這個診斷，千萬不要懼怕，也不要被這個譯名誤導。十隻手指有長短，小孩當然各有優點和缺點。自閉症的小孩子只是某方面的發展追趕不上，若配合足夠的訓練，他們大多能正常生活，發揮一己所長。

ADHD_的
另類＿教科書

ATTENTION
DEFICIT
HYPER
ACTIVITY
DISORDER

問答環節

自閉症的迷思（一）

Elsa 貓

爸爸，你剛才說的非常清楚，原來自閉症不是自我封閉的意思，只是代表患者的社交能力有限。

非常好，Elsa 貓。

小鳥醫生

那麼自閉症的孩子豈不是會沒有朋友？

自閉症的孩子社交能力有限，他們不太懂看別人的眉頭眼額，較少主動跟旁人分享自己的喜怒哀樂。不過，這也未必代表他們沒有朋友。

為什麼？

他們面對面的溝通能力不足，但如果透過社交媒體或者短訊交友，也未必跟常人有很大分別。

那就是形式上的不同。

對啊。而且不少自閉症的孩子都有獨特的興趣，如果找到其他臭味相投的人，其實不用花太多功夫，彼此也可成為好友。

原來如此。爸爸我剛才還在替你擔心……

什麼？

（伸一伸懶腰）我一直覺得你有自閉傾向，平日又不常見你外出聚會，很擔心你的社交狀況。

（有點氣急）我不外出是因為新型冠狀病毒……

不要解釋了，我們明白的。

（無可奈何的樣子）事實上，自閉症孩子結交朋友的能力的確比其他孩子為低，門診有些病人的家長也有這種煩惱和擔憂。

那你會怎麼處理呢？

其實朋友貴精不貴多，有人相識滿天下知己無一人，社交技巧高的人沒錯是朋友多，但所認識的人未必都是高質素，所以不用太心急強迫孩子去交朋結友。

（貓爪碰一碰小鳥醫生的膊頭）爸爸，你懂得這樣想便好了。

（無言）

那麼媽媽呢？

又跟媽媽有何干？

我們在討論 ADHD 的共病症，媽媽有 ADHD，會不會增加患上自閉症的風險？

（點一點頭）你這孩子非常聰明，ADHD 的確跟自閉症有莫大關係。自閉症的孩子當中，高達六成[1]符合 ADHD 的診斷條件……

1. Gnanavel, S., Sharma, P., Kaushal, P., & Hussain, S. (2019). Attention deficit hyperactivity disorder and comorbidity: A review of literature. *World Journal of Clinical Cases, 7*(17), 2420–2426. https://doi.org/10.12998/wjcc.v7.i17.2420

那就是說媽媽很大可能有自閉症，對吧？

我還沒有說完。在ADHD孩子當中，大概只有八分一[2]同時患上自閉症。媽媽的珠寶生意這麼好，平常跟客人談得這麼投契，社交技巧應當不差⋯⋯

但她主要是網上生意，不太需要面談，這可作不得準吧？

（小鳥醫生離開座位，不再理會這隻令人討厭的貓。）

2. Jensen, Christina Mohr, Steinhausen, Hans-Christoph (2014). Comorbid mental disorders in children and adolescents with attention-deficit/hyperactivity disorder in a large nationwide study. *ADHD Attention Deficit and Hyperactivity Disorders, 7*(1), 27–38. https://doi.org/10.1007/s12402-014-0142-1

你固執得
真漂亮

固執到底是一個褒義詞還是貶義詞？

記得在中學時的中國語文及文化科認識了一個成語，叫「擇善固執」，意思就是做人處世要選擇一套好的價值觀，然後貫徹執行。這成語出自聖賢哲人，那時候總覺得固執是一個褒義詞。

然而，當了醫生之後，發覺固執多含貶義，甚至乎還可能是精神病症狀之一。

在 ADHD 的患者當中，有一部分會同時出現自閉症的症狀，這是由於基因的影響。ADHD 的症狀當然難搞，不過還有藥物可醫。但自閉症卻是一種廣泛性發展障礙（pervasive developmental disorder），醫學界至今也未能發展出有效的治療方式。

自閉症患者有很多不同的症狀，其中一種症狀就是固執。自閉症患者不是一般的固執，他們可能會對上學的路線固執，即使趕時間也不願意乘坐的士，寧願依從本來的方法。他們也會對物件的擺放位置固執，只要家裏的事物跟平時有些許不同，自閉症患者便會大吵大鬧，對照顧者造成困擾。

ADHD 再加上自閉症，對醫生來說自然難度更高。這天門診便來了一個這樣的病人。

. . . .

眼前的男孩來自區內名校，現正就讀中一。旁邊陪診的爸爸跟男孩的長相沒有兩樣，只是面容顯得老一點，身形肥胖一點。

「你好啊，在新學校過得怎麼樣？」小鳥醫生早在半年前的覆診已經知道男孩進了名校，當時也恭賀了一番。要知道 ADHD 患者要取得好成績並不容易，男孩在小鳥醫生心中一直留下深刻印象。

男孩神情木獨的回答：「還不錯啊，認識了不少朋友。」

男孩同時患上 ADHD 和自閉症，而自閉症患者多神情木獨，一副撲克臉令任何人都猜不透他們心中所想。

「那麼上課呢？」小鳥醫生繼續問道：「上課時集中到嗎？」

「集中到的。」男孩點一點頭，「吃了藥，可以集中到。」

「那就是說，」小鳥醫生皺一皺眉頭，「有的時候沒有吃藥？」

小鳥醫生性格多疑，經常認為病人會對醫生隱瞞。事實上，對其他較為嚴重的精神疾病來說，對藥物的依從性可說是相當重要。對 ADHD 患者來說卻是一個例外，病人突然停藥未必會有嚴重影

響，最多只是打回原形，無法專注地上課學習。

　　男孩身旁的爸爸突然插嘴，「醫生你真是精明。這個孩子相當固執，我們也沒他辦法。這次我們來其實是想看看，可不可以給他處方比較長效的專注力藥。」

・・・・・・・・・・・・・・・

　　男孩沒錯是固執，不少自閉症患者也相當固執，但這跟藥物效用的長短究竟有什麼關係？長效的專注力藥能夠治療他的固執嗎？小鳥醫生怎麼想也想不明白。

　　「這……這是什麼意思？」小鳥醫生一頭霧水。

　　「可能是我說得不清楚吧。」男孩爸爸尷尬地笑了一笑，「這孩子怎麼也不肯在中午時候吃藥，說藥物一定要在早上吃，我們怎麼勸也沒法子。」

　　專注力藥多在早上吃，可是短效的專注力藥到中午時候便會失效，需要再作補充。若果男孩在中午時拒絕服藥，下午的課堂或者補習便會受到影響。

　　「他中午的藥是在校吃還是在家吃的？」小鳥醫生懷疑男孩不願意在中午吃藥，不是因為固執，而是害怕同學的目光。

ATTENTION
DEFICIT
HYPER
ACTIVITY
DISORDER

ＡＤＨＤ_的
另 類 __ 教 科 書

「因為疫情的緣故，學生只需要上上午的課。」男孩的父親搖一搖頭，「即使是放學回到家中，他也不願意服藥。」

自閉症孩子的想法跟旁人與別不同，拒絕在中午吃藥可能有他個人的原因。在這一刻男孩未必會説出來，醫護人員和家長即使知道當中原委，很多時也未能有效解決他們的固執問題。

小鳥醫生馬上跟男孩爸爸討論長效專注力藥的注意事項。長久專注力藥在公立醫院並非第一線藥物，男孩爸爸最後亦同意自資服用長效的專注力藥。

事情就此圓滿結束？未必。

男孩爸爸突然看看手錶，緊張地問道：「醫生啊，你這張藥單，明天還可以用嗎？我們要趕著回家。」

「應該可⋯⋯可以的。」小鳥醫生差點被嚇到，「但這是因為什麼原因？」

「這孩子定了每天四時半便要看英文台學英文，今天恐怕沒有時間去拿藥物。」

這真值得欣賞。小鳥醫生記得自己在準備高考的時候，理科成績一直很不錯，唯獨語文科目成績中規中矩。那時候為了在同儕之間突圍而出，決定每天固定的花一小時在語文科，最後也因為語文科的一個Ａ，成功獲得全校高考最高分的成績。

不知大家有沒有聽過夏韶聲的《漂亮的固執》？

> I love you just the way you are
> 愛你辦事從無賣帳
> I love you just the way you are
> 你固執得真漂亮
> 縱使不獲原諒
> 都不變換模樣

其實固執不是褒義也不是貶義。自閉症孩子固執不一定是壞事，重要的是他們為著什麼事而固執。

問答環節

自閉症的迷思（二）

Anna 貓：爸爸，你是不是天才？

小鳥醫生：（有點驚訝）為什麼這樣問？

剛才 Elsa 貓說你自閉，我聽說過自閉症有另一個名稱，叫天才病。爸爸，你是不是天才？

當然不是。自閉症也不是天才病，這可是世人對自閉症的誤解之一。

為什麼？這是因為爸爸你沒有自閉症嗎？

ＡＤＨＤ_的
另類＿教科書

ATTENTION
DEFICIT
HYPER
ACTIVITY
DISORDER

不是的。自閉症之所以被人誤稱作天才病,其實也跟自閉症病人的固執有關。

固執?

對,也可以叫做狹隘的興趣(restricted interests)。自閉症的孩子跟正常人不一樣,興趣相當狹窄。

那有什麼不好?

沒有什麼不好。只得一兩項興趣,代表孩子在這一兩項興趣花的時間都比他人多。久而久之,孩子在這些範疇的知識和領悟都比一般人的深。

(眼也不眨的說)所以你是自閉,爸爸。

為什麼?

你的文章都在說精神醫學。這麼的狹隘,怎麼不是自閉?

那只是因為讀者們都喜歡我寫精神醫學。其實我也有寫小說,也有寫文學分析……

(有點兒失望的樣子)那麼,爸爸你不是天才也不是自閉,自閉症的孩子也不是天賦異稟,對吧?

這也不盡正確。

(喵了一聲)什麼?我的貓腦開始理解不到你的說話。

有看過由德斯汀荷夫曼主演的電影《雨人》(Rain Man)嗎?

有啊，那個人很怪，智力好像有點問題，不太會跟別人溝通，但是記憶力好像很好，去賭場玩廿一點可以把出過的牌全都記住。咦，等等，那個人是不是有自閉症？

（點一點頭）非常好，Rain Man 其實是一個有智力障礙的自閉症病患者。與此同時，他也擁有超乎常人的記憶力，醫學界稱這個現象為學者症候群（savant syndrome）。

學者症候群？

就是說有一部分有嚴重智力問題的人，卻同時擁有常人無法能及的技能。這現象在自閉症患者中比較頻繁出現，概率大概由 1/10 到 1/200 左右[1]。

為什麼會這樣子？

哲學一點的說，就是上天為你關上一扇門，同時卻會為你打開一扇窗。科學一點的說，就是這類人腦袋內的某部分有缺損，需要由其他部分取代這部分的功能。而在取代的過程當中，卻無意中開發了新的技能。

（Anna 貓突然跑到小鳥醫生的肩上，然後使勁的用貓爪敲小鳥醫生的腦袋。）

Anna 貓，你在幹什麼？

我想要一個天才爸爸，便依照你剛才的說法去做吧。喵～

---

1. Treffert, D. A. (2009). The savant syndrome: an extraordinary condition. A synopsis: past, present, future. *Philosophical Transactions of the Royal Society B: Biological Sciences, 364*(1522), 1351–1357. https://doi.org/10.1098/rstb.2008.0326

ＡＤＨＤ_的
另 類 __ 教 科 書

ATTENTION
DEFICIT
HYPERACTIVITY
DISORDER

令人每一刻
都在尷尬的疾病

人一生之中，總有尷尬得令人刻骨銘心的時刻。

記得中學時參加學校舉辦的訓練營，午夜進行分享會，同學需要輪流上台做分享，然後由師兄師姐作出批判。可是小鳥醫生平常早睡早起，根本抵擋不住睡魔，轉眼間呼呼大睡。

小鳥醫生好夢正酣，可能是太過投入夢境之中，突然在分享會期間「哼」了一聲，當雙眼張開之時，迎面而來的卻是數十道好奇的目光。

近期一點，説説工作時候的尷尬事。在兒童精神科部門工作，每星期都要開會，開會時主診醫生都需要在電腦記錄討論的要點。

只是這些公家電腦經常失靈。記得有一次在開會途中，電腦突然當機，會議紀錄自然煙消雲散。小鳥醫生在那一剎那間相當激動，不自覺地説了一句粗口，令與會的其他護士和專職醫療人員側目。

尷尬時刻一次也嫌多，因為它們總令人念念不忘、猶有餘悸。但有沒有想過，在某些人的一生之中，如此尷尬的時刻總是會不斷出現？

．．．．．．．．．．．．．．．．

有聽過妥瑞症（Tourette's syndrome）嗎？

電影《叫我第一名》（*Front of the Class*）描述一名妥瑞症患者克服重重障礙，最後成為一位優秀老師的故事。

故事中的主人翁 Brad Cohen 從小開始身體經常無故抽動，在課堂上無法控制自己發出怪聲。老師和同學當然不能理解，只覺他頑皮搗蛋，故意擾亂課堂秩序。

直至一位深明事理的老師出現，Brad 的人生才出現一百八十度改變。這位老師沒有怪責 Brad，反而叫他在全校同學面前剖白自己的症狀和心路歷程。知道 Brad 的苦衷之後，Brad 自然得到大家接納，逐漸建立自信，更產生了成為一位老師的想法。

在現實生活中，Brad 的例子屢見不鮮。妥瑞症患者的症狀有輕重之分，輕微的只會偶爾抽搐，例如會無故反眼、抽動肩膊或者擰頭等；嚴重的則會影響學習和社交，平白受到老師和同學的歧視。

．．．．．．．．．．．．．．．．

對於 ADHD 患者而言，妥瑞症卻是禍不單行。根據統計，高達一半的妥瑞症患者同時患上 ADHD[1]。這比重一點也不低，確切原

因至今未明，有些研究提出這是因為妥瑞症和 ADHD 的成因都跟腦袋裏的多巴胺神經迴路（皮質 – 基底核 – 丘腦迴路，cortico-basal-thalamic loop）有關[2]。

Brad 在電影中曾經說過，他一直無法專注學習，因為每當他嘗試專注，妥瑞症便會出來搗亂。這描述有相當參考價值，但他專注力不足的症狀卻未必全由妥瑞症引起，反而可能出於還未被診斷的 ADHD。

那為什麼說是禍不單行？一來是因為患者需要同時承受 ADHD和妥瑞症症狀的影響，自然倍感吃力；二來卻是跟 ADHD 和妥瑞症的治療方法有關。

治療 ADHD 的第一線藥物，大多含有興奮劑（stimulant）成分，這些藥物可以幫助患者集中，但有可能同時令妥瑞症的症狀變得更加嚴重，因此治療上便成了「手心是肉手背也是肉」的兩難局面。

小時候的尷尬場面，小鳥醫生至今依然難忘。而妥瑞症患者卻每天都因為症狀被人訕笑，心理陰影面積難以評估。他們當然需要藥物和心理治療，但是最需要的，恐怕是師長和家人的理解和關懷。

1. Freeman, R. D. Tourette Syndrome International Database Consortium (2007). Tic disorders and ADHD: answers from a world-wide clinical dataset on Tourette syndrome. *16*(1 Supplement), 15–23. https://doi.org/10.1007/s00787-007-1003-7
2. Set, K. K., & Warner, J. N. (2021). Tourette syndrome in children: An update. Current Problems in Pediatric and Adolescent Health Care, *51*(7), 101032. https://doi.org/10.1016/j.cppeds.2021.101032

問答環節

妥瑞症的藥物治療

爸爸，聽你這樣說，那同時患上妥瑞症和 ADHD 的孩子豈不是相當可憐？

對啊。服食專注力藥卻會令妥瑞症的症狀惡化，實在是令醫生和病人都處於兩難局面。

（扁一扁嘴）那有沒有兩全其美的方法？

在實際操作上，醫生一般會先嘗試減輕專注力藥的劑量，看看病人的抽搐情況會否減輕。

那若果病人的 ADHD 症狀變得難以控制呢？

有兩個方法。剛才說過，治療 ADHD 的第一線藥物大多含有興奮劑（stimulant）成分，興奮劑類藥物會使妥瑞症症狀惡化，卻不是所有專注力藥也有這種成分。

你的意思是，病人可以服用非興奮劑類的專注力藥？

對。Atomoxetine（阿托莫西汀）就是其中一個好例子。但……

那第二個方法呢？

你先聽我說完。Atomoxetine 雖然也可治療專注力不足的症狀，但效能未必有興奮劑類別的藥好。所以……

是不是有第二個方法？

不要心急。第二個方法就是處方有效紓緩妥瑞症症狀的藥物，這樣有好有不好。

聽上去很好啊，有什麼不好？

紓緩妥瑞症症狀的第一線藥物包括 risperidone（利螺環酮）和 aripiprazole（阿立哌唑），它們都屬於第二代抗思覺失調藥物⋯⋯

什麼？這又跟思覺失調有何干？

沒有關係。只是這兩種藥物既可以醫治思覺失調，又可以紓緩妥瑞症症狀。妥瑞症患者服食藥物後不會患上思覺失調，放心。

那麼有什麼不好？

任何藥物也有其副作用。第二代的抗思覺失調藥物較容易影響患者的新陳代謝，有可能造成肥胖、糖尿病、高血脂等副作用，患者在服食後需要定期抽血檢查。

（尾巴高高的翹起上來）抽血？

當然不是每次覆診都要抽，大概每半年至一年抽一次便可以。這雖然是服食抗思覺失調藥物副作用之一，但真正患上糖尿病、高血脂等疾病的比例也不是太高。

（Anna 貓四腳一步一步的慢慢退後，然後趁著小鳥醫生不為意，無聲無息的跑回睡房找媽媽撒嬌。）

妥瑞症真的
無法可醫？

小鳥醫生有多重身份。他是一個精神科醫生，他是一個作家，而另一個身份卻未必人人知道。

小鳥醫生是一個相當懂得為未來籌謀的人。話說當年剛好第二年進入精神科專科受訓，知道四年後最後一部分的專科試需要考生進行一項自行設計的研究，而當中公認最困難的部分，就是數據統計。

在精神科工作的醫生喜歡思考，喜歡跟人聊天，卻非人人喜歡數學。數據統計這一部分難倒不少人，有人甚至會重金在外聘請統計學家幫忙計算。

小鳥醫生就是在那時開始學習統計和數據科學，從零開始一步一步摸索。小鳥醫生獨個兒學會了 R 和 Python 語言，這些知識不僅令小鳥醫生輕鬆地通過了最後一部分的專科考試，還替小鳥醫生往後在基因組學和人工智能的學習及研究打好了根基。

不少同事和上司知道自己懂得數據科學之後，也會請小鳥醫生幫忙處理一些相關事務。就像最近，小鳥醫生便剛剛完成了一個有關妥瑞症病人的統計工作。

妥瑞症不是相當罕有嗎？如何獲得數據去做統計？至少小鳥醫生從小到大也沒有一個同學有類似症狀。但人總是會被身邊的事物限制了自己的想像，原來在小鳥醫生工作的醫院，在最近五年已經有數百個妥瑞症患者接受過醫院提供的行為治療，而小鳥醫生的統計工作，就是要分析治療資料的實際效果到底如何。

這一天的門診，恰好又來了一個妥瑞症患者。

. . . .

「最近怎麼樣？」

病人進來之前，小鳥醫生充滿信心。只因記得上一次覆診，病人經調校過藥物 risperidone 之後，妥瑞症症狀得到控制。

一對母子坐下，小男孩大概十歲，剛坐下時不自覺的抽搐了兩下。男孩母親馬上說道：「你看？就是這樣了醫生。」

小鳥醫生有點尷尬，「嗯嗯。抽動的情況最近多了對吧？」

「對啊。」在男孩母親點頭的同時，男孩的頸部又扭動了一下，「還有就是抽動的部位有所轉變。早前的多是在嘴唇上，戴上口罩便解決得了。但是現在，他的頸部、肩膊位置也好像比過往嚴重。」

這是妥瑞症的特色之一。患者抽動的症狀會隨著時間改變，症狀的嚴重程度也會不時浮動，為患者和照顧者造成困擾。

「原來如此。」小鳥醫生點一點頭,「那麼 ADHD 的症狀呢?最近上課時怎樣,能夠好好專心嗎?」

小鳥醫生不是在嘗試岔開話題,只是眼前的小男孩除了是個妥瑞症患者之外,同時也因為 ADHD 在精神科門診覆診。除了處理病人抽動的問題之外,醫生當然要知道病人的專注力最近有否下降。

更加重要的是,病人現正服用治療 ADHD 的相關藥物。ADHD藥物可能會令抽動變得更加嚴重,若果病人 ADHD 的症狀穩定,稍微減輕 ADHD 藥物也是一種選擇。

「他的專注力相當不錯。」男孩母親點一點頭,「最近考試的成績也合乎預期。」

「那麼你們會不會想稍微減輕專注力藥的劑量?」

「不會。」男孩母親決絕的說,「這個分量剛剛好。我們也試過稍微降低劑量,只不過成效不彰。」

「那有沒有打算加藥?」小鳥醫生提出反建議。

男孩母親馬上回答:「加藥也不好,我也不想他吃這麼多藥。我們這次前來是想問問醫生,究竟有沒有其他方法去處理他抽動的問題?」

. . . .

　　妥瑞症的醫治相當困難。電影《叫我第一名》（*Front of the Class*）患上妥瑞症的主人公 Brad 小時候被帶去就醫，醫生作出了成功的診斷，卻告訴 Brad 和家人這是不治之症。

　　隨著科技發展，治療妥瑞症的方法越來越多。藥物的效果最為顯著，只是並不是所有家長都希望小孩吃藥。而藥物也有一定的副作用，未必人人能夠接受得到。在這個時候，行為治療便大派用場。

　　「這個……」正當小鳥醫生苦惱，不知如何處理眼前這病人之時，突然想起自己最近的統計工作，「沒有問題，我們可以為你轉介去我們醫院的護士診所去做行為治療。」

　　「這真的太好了。」病人母親看上去放鬆了不少，「那這個……這個什麼行為治療是如何進行的？」

　　「這種行為治療叫做習慣反向訓練（habit reversal training，簡稱 HRT）。」小鳥醫生想通了之後馬上如數家珍，「你有沒有試過在重要場合身體突然發癢，卻不好意思去抓？」

　　病人媽媽有點尷尬，「這個……」

　　「有時候我們會用其他方法去減輕不適，例如用指尖去刺該部分的肌膚造成痛楚，又例如嘗試去收緊該部分的肌肉。」

　　「這個我明白。」病人媽媽一臉茫然，「但這究竟跟妥瑞症有什麼關係？」

小鳥醫生繼續解釋道：「HRT 其實跟這個有異曲同工之妙。HRT 就是首先要加強妥瑞症的患者對發作前感覺的認知，訓練患者在發作時使用替代性的抽動去取代原有的抽動。」

「這⋯⋯」

「替代性的抽動，就是大腦自主地去抽動另一組肌肉。」小鳥醫生彷彿知道病人媽媽內心的疑惑，「打個比方，若果患者知道自己的肩部開始抽搐，我們可以訓練患者慢慢將肩部的肌肉在發作之時推向另一個方向，這樣抽動便不會為患者帶來尷尬。」

習慣反向訓練（HRT）是現行妥瑞症行為療法當中實證最為充分的一種療法之一[1]。而根據小鳥醫生對曾工作的醫院有關妥瑞症患者的數據分析，HRT 的確療效顯著，大大減低了症狀的嚴重程度和對生活的影響。

妥瑞症是不治之症？到了廿一世紀，這論述恐怕追不上時代。

1. Andrén, P., Jakubovski, E., Murphy, T.L. et al. European clinical guidelines for Tourette syndrome and other tic disorders—version 2.0. Part II: psychological interventions. *Eur Child Adolesc Psychiatry* (2021). https://doi.org/10.1007/s00787-021-01845-z

ＡＤＨＤ_的
另類__教科書
ATTENTION
DEFICIT
HYPER
ACTIVITY
DISORDER

問答環節

妥瑞症的習慣反向訓練

（一副討人厭的嘴臉）爸爸，你剛才說的什麼什麼行為治療，我怎麼聽也聽不明白。

怎麼會不明白？

小島醫生

你說得這麼抽象，我想讀者也不會明白。能不能多給些少例子？

（一臉正經的說）Elsa貓，我最近發覺你好像經常把後腳伸到頸部抓癢，這好像不太優雅。

是麼？我可不太這樣覺得。

（把Elsa貓帶到鏡子前）站在這裏一分鐘，仔細看看。

（過了數秒，Elsa貓不自覺地抓起癢來。）

（手指一指）唉，你看看。

哦。

習慣反向訓練的第一個步驟，就是要增強孩子對於發作的認知能力。在訓練的時候，我們會要求孩子面向鏡子，讓他清楚看到自己發作時身體的反應，記住每一次發作的感覺。

（又不自覺的抓了一抓）那麼第二個步驟是⋯⋯

剛才不是說過嗎？第二個步驟就是對抗反應訓練。

我記得你剛才說過，那個什麼什麼朝另一個方向抽動嘛。

（沒有理會 Elsa 的說話）Elsa 貓，你望著鏡子試試看。每當感覺到自己痕癢，便嘗試舔一舔自己的手腕。

（又過了幾秒，Elsa 舉起後腳，遲疑了一下，最後聽從小鳥醫生的指示，改為去舔自己的手腕。）

非常好。

怎麼好？手腕好吃一點嗎？

對抗反應訓練，就是令大腦自主地去抽動另一組肌肉。要改變妥瑞症患者抽動的習慣，第二個步驟就是要訓練他們每當感到自己即將抽動，便嘗試使用另一種較為溫和的動作代替。

原來如此。謝謝你的解說啊，爸爸。

（Elsa 貓又一次不自覺的伸出後腿，然後使勁的抓自己的後頸。）

A T T E N T I O N
D E F I C I T
H Y P E R
A C T I V I T Y
D I S O R D E R

A D H D_的
另 類__教 科 書

BAD
ADHD

精神科疾病的分類方法，跟其他專科的有點不同。

記得還是醫學生的時候，我們便要開始嘗試對各式各樣的個案作出診斷。一開始的時候，我們單憑患者的症狀和身體檢查，便要嘗試歸納出導致患者出現問題的各種可能性，然後再從中篩選。

然而這種方法未必能夠給我們一個確切答案。在我們的醫學生生涯當中，往後還學會了使用各種不同的檢驗方式，包括心電圖、Ｘ光、血液化驗、磁力共振等去幫助我們尋找真正病因。

但到我們學習精神科的時候，情況卻有點不同。

從醫學生開始，直到獲取精神科專科資格的那一天，診斷精神科疾病從來只靠對話和觀察。科學家還沒有發明一種工具，可以令我們確切看得到病人腦部的活動，從而判別病人究竟是抑鬱，是焦慮，還是思覺失調。

就是因為這種先天性的缺陷，精神科疾病的分類方法有點與別不同。簡單來說，就是只憑症狀的分別去界定疾病與疾病之間的不同；而不像其他專科一般，從解剖學或者分子病理學的層面去分辨不同的疾病。

　　這般的分類方法當然未見理想。有些精神科的疾病，比如説抑鬱症與焦慮症，又或者躁鬱症和循環性情緒病（cyclothymia），它們的症狀有不少差別，治療方法卻大同小異。既然治療方法相同，那分類的目的何在？

　　有些時候，即使病人患上同一種精神疾病，他們對各種藥物的反應也有所不同。醫生在替病人調校藥物的時候，有時只能憑經驗估計，結果令病人浪費了時間在嘗試不同藥物之上。

　　而「BAD ADHD」也許是其中一例。

．　．　．　．　．　．　．　．　．　．　．　．　．　．

　　「BAD ADHD」究竟是什麼意思？ ADHD 之中也有分好壞嗎？「BAD ADHD」是否 ADHD 病人中的害群之馬？

　　當然不是。

　　ADHD 有很多共病症（comorbidity），而其中一種就是躁狂抑鬱症（bipolar affective disorder，簡稱 BAD）。多一種疾病自然比少一種疾病更難醫治，但這可不是説「BAD ADHD」的都是壞孩子。

　　根據研究 [1]，高達 23% 的 ADHD 患者同時患上躁狂抑鬱症。這不是一個小數目，而這類型的 ADHD 患者多數同時受到專注力不足和過度活躍症狀的困擾。

不少醫生提出質疑，認為不少「BAD ADHD」是基於誤診所致。這其實也無可厚非，躁狂抑鬱症與 ADHD 中的不少症狀其實十分相似。比如說，ADHD 患者經常不停說話，而說話比平時急促和多卻是躁狂抑鬱症的症狀之一。又比如說 ADHD 比較衝動、不太守規矩，而躁狂症復發的病人，也是會比平時衝動，容易失去自控能力，挑戰社會規範。

為著症狀重疊這一個現象，有研究[2]嘗試在診斷 ADHD 和躁鬱症之前刪除所有重疊的診斷條件，發覺大多數「BAD ADHD」病人重新診斷的結果也跟之前一樣。這讓我們知道，「BAD ADHD」並非誤診所致，卻是因為病人實實在在的同時患上兩種疾病。

. . . .

但「BAD ADHD」的麻煩之處，在於此病對醫生治療計劃的影響。

要治療 ADHD，一般醫生都會首先嘗試使用 methylphenidate（哌甲酯，商品名 Ritalin，利他林）。Methylphenidate 是屬於興奮

1. Biederman, J., Faraone, S., Mick, E., Wozniak, J., Chen, L., Ouellette, C., Marrs, A., Moore, P., Garcia, J., Mennin, D., & Lelon, E. (1996). Attention-deficit hyperactivity disorder and juvenile mania: an overlooked comorbidity?. *Journal of the American Academy of Child and Adolescent Psychiatry*, *35*(8), 997–1008.
2. Milberger, S., Biederman, J., Faraone, S. V., Murphy, J., & Tsuang, M. T. (1995). Attention deficit hyperactivity disorder and comorbid disorders: issues of overlapping symptoms. *The American Journal of Psychiatry*, *152*(12), 1793–1799.

劑類的藥物，從藥理學的角度來說，若果病人同時患上躁鬱症或者思覺失調，醫生處方興奮劑類藥物時必須相當小心。

這是因為興奮劑類的藥物會增加腦內各種神經傳遞物質，包括多巴胺和去甲腎上腺素等的分泌。而過去的研究顯示，在躁狂症或者思覺失調的病患者的腦袋當中，大都存在著多巴胺或去甲腎上腺素分泌過剩的現象。

理論上，處方興奮劑存在著令躁鬱症復發的風險。但實際上對「BAD ADHD」的患者而言，文獻[3]卻指出處方興奮劑類藥物並不會對躁鬱症患者構成短期的復發風險。其他綜述文獻[4,5]在回顧現有數據之後，也認為興奮劑類藥物依然屬於治療「BAD ADHD」的第一線藥物。

即便如此，包括小鳥醫生在內的很多醫生在治療「BAD ADHD」病人時，多數也會保險至上，退而求其次的選擇如atomoxetine（阿托莫西汀）的二線藥物。

3. Bond, D. J., Hadjipavlou, G., Lam, R. W., McIntyre, R. S., Beaulieu, S., Schaffer, A., Weiss, M., & Canadian Network for Mood and Anxiety Treatments (CANMAT) Task Force (2012). The Canadian Network for Mood and Anxiety Treatments (CANMAT) task force recommendations for the management of patients with mood disorders and comorbid attention-deficit/hyperactivity disorder. *Annals of Clinical Psychiatry : Official Journal of the American Academy of Clinical Psychiatrists*, *24*(1), 23–37.

4. Klassen, L. J., Katzman, M. A., & Chokka, P. (2010). Adult ADHD and its comorbidities, with a focus on bipolar disorder. *Journal of Affective Disorders, 124*(1-2), 1–8.

5. Perugi, G., & Vannucchi, G. (2015). The use of stimulants and atomoxetine in adults with comorbid ADHD and bipolar disorder. *Expert Opinion on Pharmacotherapy*, *16*(14), 2193–2204.

. . . .

　　大家同是 ADHD，只不過多了一個 BAD，治療取向卻如此不同。這不禁令人質疑診斷指南的分類方法，懷疑「BAD ADHD」是否一種跟 ADHD 截然不同的疾病。

　　不少研究也有著相同的論點。研究[6]發現，「BAD ADHD」的親屬患上躁狂抑鬱症的風險比正常人高上五倍。而單純 ADHD 患者的親屬，患上躁鬱症的風險卻不比其他人高。其他研究[7]也指出，ADHD 和 BAD 傾向在一個家族之中同時得到遺傳，這也反映出「BAD ADHD」可能是一個獨立於 ADHD 的疾病。

　　「BAD ADHD」病人的臨床表現也跟一般的 BAD 病人有所不同，他們比一般 BAD 病人早三至五年病發，而患上躁鬱症一型（比較嚴重的一種躁鬱症）的比率也比較高。相比起單純患上 BAD 的患者來說，「BAD ADHD」病人在社會中的適應性比較弱，教育程度比較低，自殺的風險也相對較高。

　　隨著基因研究的發展，在不久的將來，我們對於「『BAD ADHD』是否一個獨立於 ADHD 的疾病」這個命題可能會有一個確

6. Faraone, S. V., Biederman, J., Mennin, D., Wozniak, J., & Spencer, T. (1997). Attention-deficit hyperactivity disorder with bipolar disorder: a familial subtype?. *Journal of the American Academy of Child and Adolescent Psychiatry*, *36*(10), 1378–1390.

7. Wozniak, J., Biederman, J., Mundy, E., Mennin, D., & Faraone, S. V. (1995). A pilot family study of childhood-onset mania. *Journal of the American Academy of Child & Adolescent Psychiatry*, *34*(12), 1577–1583.

切解釋。「BAD ADHD」患者的家長也不用太過擔心，其實只要及早接受治療，精神病狀對於患者的負面影響多數也可以大大減低。

問答環節

躁鬱症的迷思

爸爸，我懷疑媽媽是 BAD ADHD。

（抓了抓頭）為什麼？

她最近好像十分焦躁，經常發睥氣罵人。

她有責罵你嗎？明明她就對你很好。

當然不是我。爸爸你忘記了嗎？昨晚你們因為小事吵架，害得我整晚睡不著。

（又抓了抓頭）嗯，那只是小事。我想媽媽最近焦躁只是因為月經前緊張……

你確定真的與你無關？

（無視Elsa貓）不過，躁鬱症可不能單從字面解釋。只是情緒變得焦躁，不代表病人患有躁鬱症。

那麼躁鬱可有什麼症狀？

躁鬱症的另一個名稱，叫做雙相情緒障礙。所謂雙相，就是指患者的情緒帶有兩極化的表現，時而抑鬱，時而躁狂。

ADHD_的
另類 __ 教科書

ATTENTION
DEFICIT
HYPER
ACTIVITY
DISORDER

抑鬱我大概知道是什麼樣子，但是躁狂呢？是不是又焦躁又瘋狂的意思？

躁狂的病人情緒的確比較焦躁，只是除了焦躁之外，還會比平常高漲和興奮。

是不是很開心很開心的樣子？

對。他們會比平常更自信更健談，精力充沛，腦袋裏會有很多的計劃。而危險在於他們有時候太有自信會罔顧風險，做出傷害自己或者他人的行為，這就是躁狂中「狂」的緣起。

那我又看不見媽媽有這些情況。還有什麼其他症狀？

躁症病發的時候，病人需要較少的睡眠時間，很多時只睡兩三小時便外出做運動或者其他事情。他們的食量也會比平時多，說話比平時多，即使平時不善社交，躁症病發之時他們也會一反常態，變得非常外向。

那麼媽媽又真的不像躁鬱，但是爸爸你……

我什麼？

你平常不善辭令，最近卻經常說話多多，跟廣大讀者討論什麼ADHD，還自信滿滿的去寫什麼什麼另類教科書，這會不會是躁狂病發的跡象？

（倒抽一口涼氣）你不是BAD ADHD，卻是一隻bad cat……

「BAD ADHD」
的濫藥風險

女朋友過往一直因為 ADHD 在私家精神科覆診，近年情況穩定下來，為了節省開支，開始轉到公立醫院成人精神科覆診。

她當然不是由小鳥醫生診症，現在的主診醫生也不知道她男朋友的身份。轉到公立醫院之後一直相安無事，可是最近女朋友卻經常嚷著要轉到公立醫院專門醫治成人 ADHD 的診所覆診。

公立醫院有門診專門醫治成人 ADHD 的嗎？當然有。不過現在還在運行初期，只有一位醫生負責相關診症。然而，麻雀雖小，五臟俱全，門診對於成人 ADHD 的服務配套還是相當充足。

那女朋友為什麼要轉到這個成人 ADHD 診所覆診？原來是因為她認為一直在服用的 atomoxetine（阿托莫西汀）不太有效，希望轉回多年前曾經服用的 methylphenidate（哌甲酯，商品名 Ritalin，利他林）。但是主診醫生怎麼也不肯處方 methylphenidate，還信誓旦旦的說根據指引，atomoxetine 才是醫治成人 ADHD 的第一線藥物。

小鳥醫生最初聽到這話當然感到奇怪，無論是兒童或者成人 ADHD，methylphenidate 一向都是第一線藥物。想了又想，不知怎地想起了從前在濫藥治療診所的一個病人，竟茅塞頓開。

ADHD_的
另類＿教科書

ATTENTION
DEFICIT
HYPER-
ACTIVITY
DISORDER

. . . .

　　無獨有偶，這個病人原本一直在成人 ADHD 診所覆診，及後因他同時有濫藥問題，於是被轉介至濫藥治療診所作進一步跟進。

　　這個病人的情況比較複雜，他除了患有 ADHD 及濫藥外，還同時患上躁狂抑鬱症。從前他曾有一份相對穩定的職業，然而最近幾年就業情況也不是很理想，失業的壓力令他染上濫用安眠藥的習慣，不知不覺間越吃越多。

　　在過往數個月，小鳥醫生經常在門診看到這個病人。這不是因為他情緒不穩，也不是因為他有自殺傾向。他每兩三個星期便會來到門診「不依期」覆診，説的也是同一番話。

　　「醫生，不好意思呀。」

　　小鳥醫生看著病人，一副「又係你呀」的神情。

　　「我終於在外地找到了面試機會。我把我的藥物寄到了那兒，不過面試的日期延遲了，我在香港沒有足夠的藥物。」

　　「上次你也是這樣説。」小鳥醫生有點不耐煩，「為什麼這次還將藥物寄出？」

　　「是的，是的，醫生不好意思。」病人不禁語塞，「下次可不會的了，給我再開多一點吧。」

　　病人從前的情況不太嚴重，所以一直獲得診所處方少量安眠藥作助眠之用。近來病人不斷主動提前覆診日期，最大的可能性當然是他在濫用診所處方的安眠藥，每當安眠藥消耗殆盡便前來覆診。

　　小鳥醫生要是繼續將就，恐怕只會害了病人，於是馬上義正詞嚴的喝道：「只開一個星期。下星期再回來覆診。」

· · · · · · · · · · · · · · ·

　　文獻[1]指出，ADHD 會增加患者濫用藥物的風險，而躁鬱症患者濫藥的比例也比平常人為高。同時患上躁鬱症和 ADHD 的「BAD ADHD」病人，自然是濫藥的高危人士。

　　這其實不難理解。衝動（impulsivity）是 ADHD 的主要症狀之一，患者自控能力不足，較常人容易沉迷和上癮。躁鬱症患者在躁症發作之時，也容易失去理性，做出脫離社會規範的事情。

　　上述病人濫用安眠藥成癮，最好的治療方法自然是入院戒藥，讓醫生一步一步慢慢的將安眠藥分量降低。只是病人每次覆診時都拒絕入院的建議，醫生只好提高警覺，同時狠下心腸，即使病人如何懇求也不會多給安眠藥。

1. Klassen, L. J., Katzman, M. A., & Chokka, P. (2010). Adult ADHD and its comorbidities, with a focus on bipolar disorder. *Journal of Affective Disorders, 124*(1–2), 1–8.

　　除了安眠藥之外，「BAD ADHD」患者當然也有可能濫用其他藥物。有別於其他濫藥者，ADHD 患者和「BAD ADHD」患者濫用 methylphenidate 的情況較常出現，因為 methylphenidate 是治療 ADHD 的第一線藥物，自然近水樓台的成為濫用對象。

　　Methylphenidate 屬於興奮劑類別的藥物，跟冰毒的藥理十分相似，只是效力沒有冰毒的猛。只要按處方劑量服用，上癮的風險一般不大。但要是服食過量，methylphenidate 也有可能產生類似冰毒的效果，令服食者上癮依賴。

　　至於為何女朋友的主診醫生不肯替她處方 methylphenidate？可能是主診醫生懷疑她有濫藥風險。這真是天下一大誤會啊！

問答環節
專注力藥的依賴

Anna 貓

> 爸爸，你剛才說過，專注力藥也有可能令人濫用依賴。

> 對啊，Anna 貓。

小鳥醫生

> 那麼怎樣才叫做依賴？是不是就是比平常吃多了很多的意思？

這不是事實的全部。若果一個人對藥物產生依賴，在沒有服食該藥物的時候，身體便會出現各種撤出反應（withdrawal），造成各種不適。平日無事時也會出現心癮，總會有再服藥的衝動。

（舔一舔唇）原來如此。那麼我是否也對罐罐有依賴呢？

對藥物上癮依賴的人，隨著時間會對藥物產生耐受性（tolerance），需要越來越重的劑量才能達致最初快慰的效果。他們即使知道濫用藥物對自己有害，卻因為癮頭無法停止服用，反而越食越多。

我就是想吃罐罐啊，爸爸。

我每天只會給你們一罐的分量，你們吃了會飽，飽了就睡，天天如是，還未有出現耐受性啊。況且罐罐對身體有益，不吃不會出現撤出反應，應該不是依賴。

但聽上去，這上癮依賴也無什麼特別，只不過會越吃越多這樣子罷了。

才不。就以專注力藥為例，吃多了會出現很多不同的問題。

例如呢？

對身體來說，專注力藥含有興奮劑成分，過量服用會增加心肺負擔，甚至會出現橫紋肌肉溶解症，後果可大可小。

（害怕得雙爪蜷縮著）還有呢？

ATTENTION
DEFICIT
HYPER
ACTIVITY
DISORDER

ＡＤＨＤ_的
另 類＿教 科 書

長期吃高劑量的專注力藥，會增加服食者患上思覺失調或者情緒病的風險。我從前曾替一個因為濫用專注力藥而出現思覺失調的病人診症，他現在需要定期覆診，長期服用抗思覺失調藥。

（Anna 貓一下子跳到小鳥醫生的懷裏，不敢作聲。）

Anna 貓，發生了什麼事？

沒什麼，我現在只敢對爸爸依賴，喵。

抑鬱症與ADHD
千絲萬縷的關係

抑鬱症很難寫。

這可能是因為語言的問題。在中文語境當中，描述情緒低落的詞彙很多，包括傷心、失意、鬱悶、抑鬱、鬱鬱寡歡。這些在中文使用者眼中都有著差不多的意思，令人分不清抑鬱症是否就只是不快樂。

抑鬱症跟不快樂一樣，很多時也有其原因。遇到壓力和挫折，人當然會感到不快。但這些不快只是暫時，壓力消失之後，感覺隨之散退。只是若果不斷嘗試卻依然挫敗，人便會失去鬥志和動力。

小鳥醫生曾在《精神醫學的另類教科書》提及過「習得性無助」（learnt helplessness），與此有異曲同工之妙。科學家對狗隻進行實驗，把牠們關在籠裏反覆電擊。狗隻初時會反抗掙扎，其後發現徒勞無功，到了最後，每當聽到電擊聲音，即使科學家把籠子打開，狗隻還是不會主動逃走。

ADHD 的病患者也是如此。從小到大，ADHD 的病症一直是他們的壓力來源所在。他們本來不以為然，因為一直也是如此。只是同學、師長、父母統統對他們感到不滿，學業成績不管怎樣努力也是遠遠落後，不少患者也因而出現各種情緒病症狀。

但抑鬱症的構成是否都有原因，或者是否都有壓力來源？這卻不一定。

或許不少人都聽過血清素，它是一類常用抗抑鬱藥的籠統叫法，藥理在於提高腦部的血清素（serotonin）濃度。但為何無故要提高腦部的血清素濃度？因為研究發現，抑鬱症患者腦部的血清素失衡。

除了血清素等神經傳遞物之外，抑鬱症的形成也可能存在遺傳因素，例如遺傳因素可導致血清素失衡及其他關於腦神經系統的問題，然後導致抑鬱症。有血緣關係的人即使在不同環境長大，同時患上抑鬱症的風險也比沒有血緣關係的高。由此可見，抑鬱症的成因並非全然基於心理因素。

根據研究[1]，ADHD 的兒童及青少年病患者患上抑鬱症的風險比起普通人高五倍。患者通常會在 ADHD 症狀出現的幾年之後被確診患上抑鬱，不少人認為，這些抑鬱症狀都是因為 ADHD 為患者所帶來的壓力和挫折而起。但答案其實不止一個。

若果抑鬱的形成是由於患者受到 ADHD 症狀困擾，當 ADHD 症狀得以控制，抑鬱症應當不會復發。但事實並非如此。研究[2]追蹤

1. Angold, A., Costello, E. J., & Erkanli, A. (1999). Comorbidity. *Journal of Child Psychology and Psychiatry, and Allied Disciplines, 40*(1), 57–87.

2. Biederman, J., Mick, E., & Faraone, S. V. (1998). Depression in attention deficit hyperactivity disorder (ADHD) children: "True" depression or demoralization?. *Journal of Affective Disorders, 47*(1–3), 113–122. https://doi.org/10.1016/s0165-0327(97)00127-4

七十六個同時患上 ADHD 及抑鬱症的小朋友，發現 ADHD 症狀的控制跟抑鬱症會否復發沒多大關係。

　　抑鬱症究竟是 ADHD 症狀所帶來的「習得性無助」，還是生物性和遺傳性等其他的原因所造成？作為照顧者和醫護工作者，這其實不太重要。最重要是我們要好好觀察和跟進患者的情況，令他們的潛能得到最佳發展。

問答環節
兒童和成人抑鬱大不同

Elsa 貓，為什麼你看上去好像悶悶不樂似的？

小鳥醫生

Elsa 貓

（懶洋洋的伸一伸懶腰）沒有什麼，只是最近心情不太好，平常自己喜歡做的事也沒有動力去做。

那最近睡得怎麼樣？

（打了一個呵欠）睡得不好，總是每朝四五點就醒來，早上的心情也總是最壞。

那你最近有沒有什麼壓力或者不開心的地方？

（扁一扁嘴）我要吃罐罐。

（面色突然一變）你在說謊。

沒……沒有啊。

ADHD_的
另類__教科書

ATTENTION
DEFICIT
HYPER
ACTIVITY
DISORDER

我昨天才在YouTube介紹過抑鬱症症狀，你把它們全都背上來了，對吧？

（尷尬的不斷舔自己的手腕）沒有啊，我真的不舒服。

不過這些症狀只在大人身上出現，兒童的抑鬱症狀跟成年人的有點差別。

（有一點驚訝）什……什麼？你怎麼昨晚沒有說？

小孩子尚若抑鬱，未必能夠準確描述自己的心情，他們只會顯得暴躁易怒和經常發脾氣。

（無言）

他們未必會像大人般失眠，反而會整天在睡。食量也會增加，怎麼吃也吃不飽。

（舔一舔唇）

更多的是這些抑鬱症狀會轉化為身體上的各種症狀和不適，包括頭暈、頭痛、屙嘔肚瀉等。

（眨一眨眼睛）

還有一點跟成年人不同的地方，就是若果突然發生令人開心的事，成年人的情緒不會有任何反應，但是小孩子及青少年還是會暫時感到高興的。這暫時的高興並不代表他們在裝病。

（終於開金口）爸爸，我整天也想吃罐罐，吃完便睡。要是沒有罐罐吃便渾身不妥，情緒變得焦躁易怒，這是不是抑鬱症狀？

（叉一叉腰）這是討打，今晚沒有罐罐吃。

避免焦慮的
最佳辦法

焦慮症跟抑鬱症一樣，也是ADHD常見的共病症（comorbidity）。

每一百個患上ADHD的小朋友當中，起碼有十五個同時患上焦慮症。同時患上焦慮症的小朋友，比只有ADHD的小朋友更容易出現社交問題，專注力也較差[1]，實在令家長頭痛。

焦慮的小朋友跟大人不同，他們未必能清楚表達自己的症狀。很多時候，症狀只能夠反映在他們的行為之上。除了情緒比平常更暴躁易怒之外，最常見的就是抗拒上學（school refusal）。

小朋友抗拒上學的原因有很多，可能是課程太深，可能是言語溝通問題，可能是人際關係，也可能是ADHD的症狀影響了學習。

這天門診也來了一個抗拒上學的小朋友。

. . . .

1. Spencer, T., Biederman, J., & Wilens, T. (1999). Attention-deficit/hyperactivity disorder and comorbidity. *Pediatric clinics of North America, 46*(5), 915–vii. https://doi.org/10.1016/s0031-3955(05)70163-2

「你好。媽媽也請坐。」

小鳥醫生翻著牌板，仔細閱讀著這全新病人的資料。根據護士的分流紀錄，這孩子好像單純的只有專注力不足的問題，應該比較好應付。

「我們的資料中提及，你兒子好像有點專注力不足的問題。」小鳥醫生以為病人只是單純的 ADHD，故例行公事的向病人媽媽問道：「你能夠多說一些他的症狀嗎？」

「其實不是這樣的。」病人媽媽連忙解釋，「我想是我之前說得太過簡單，令姑娘誤會了。」

小鳥醫生眼前是一個中年女子，旁邊的小男孩當然是他的兒子。小男孩只有六七歲，體形偏瘦，害羞的坐在旁邊玩積木。

「那麼……」小鳥醫生不禁呆了一呆，「那麼是什麼一回事呢？」

「其實沒有什麼，我們早在年多兩年前開始輪候，到了現在那問題早已沒了。只是那時候他上課的表現很令人擔心，我們才會替他輪候精神科就診。」

公立醫院兒童精神科的輪候期相當長，若果情況不太緊急，孩子被安排在一兩年後覆診的情況比比皆是。

「畢竟你也來到了，那就說說那時候的情況吧。他上課的時候怎麼樣？」

男孩媽媽繼續娓娓道來：「那時他大概 K2，我們為他安排上暑期班，但他好像十分抗拒。上課之前時常流淚，有時候根本不能完成課堂，要我們提早帶他回家。」

男孩似是出現了一些分離焦慮的症狀。不要看輕分離焦慮症，小時若然出現過分離焦慮的症狀，長大之後出現其他焦慮症的機率會比平常人為高。

「那麼之後呢？」小鳥醫生仔細聆聽。

「暑期之後開學，每天清早上校巴，他總是在哭泣。每次上車之前都要我不斷擁抱，又經常説自己尿急，要先上廁所才上校巴。」

「嗯。原來如此。」小鳥醫生輕輕皺一皺眉，「那他 K2 的時候有沒有發生過什麼事情？是不是上課或者上暑期班有什麼不如意的事？」

「哦，其實……也沒有什麼。」男孩的媽媽有一點尷尬，「可能是那個時候給他安排了太多暑期活動。」

「例如呢？」小鳥醫生有一點好奇。

男孩媽媽沒有花太多時間思索，「就是一般的那些活動啊，例如游泳、唱歌、打籃球。」

「打籃球？」小鳥醫生壓制不住震驚的聲線，「幼稚園生如何抬得起一個籃球？」

「應該⋯⋯應該可以吧？」男孩媽媽吸了一口氣，「畢竟他那時也剛好過了籃球班的最低年齡要求。」

焦慮症的成因有很多，可以是家族遺傳，也可以是基於家庭環境。上文中的男孩不願上學，表徵是分離焦慮症，但背後的原因我想人人也都清楚：上太多自己應付不了的班，任何小孩也會感到抗拒和焦慮。

緊張的媽媽多會育成緊張的寶寶。孩子有沒有 ADHD 也好，智商高不高也好，成績好不好也好，終究還是會好好長大的。放輕鬆一點讓孩子自由成長，相信是避免小朋友患上焦慮症的最佳辦法。

問答環節
兒童情緒病的治療

Anna 貓

爸爸，我很害怕。

怎麼了？發生什麼事？

小鳥醫生

上次媽媽的姐姐帶了她的狗來，我只管躲在書架上，一顆心瘋狂的在跳。

你怎麼會怕呢，你平時不是很勇敢的嗎？上個月才替我抓了兩隻甲由。媽媽的姐姐帶來的那隻小貴婦狗活像毛公仔一樣，怎麼會害怕？

我⋯⋯我就是很怕，這輩子也沒看過那樣的東西。

（拍了拍 Anna 貓的頭）事實上，就不同種類的焦慮症而言，特殊恐懼症（specific phobia）是在小朋友身上最容易找到的一種疾病。小朋友像你一樣會對動物產生恐懼，有些也會害怕昆蟲或者其他的事物。

那其他種類的焦慮症呢？我發覺自己平時也很容易緊張。

在患上各種焦慮症的小朋友當中，75%會同時患上多於一種焦慮症。常見的還包括有分離焦慮症（separation anxiety disorder）、社交焦慮症（social anxiety disorder）和廣泛性焦慮症（generalized anxiety disorder）。

那應該如何治療呢？媽媽姐姐的那隻狗好像很可愛，我想跟牠做朋友，但總是十分害怕。

不論抑鬱症或者焦慮症，跟治療成人情緒病一樣，兒童情緒病的治療也分為藥物治療和心理治療兩個部分。

我記得，你之前也說過治療抑鬱症應該用血清素嘛。

非常好啊 Anna 貓。只不過，在血清素的選擇上我們卻要小心。

為什麼？以前聽你在 YouTube 說過起碼有六種血清素供病人選擇，不是嗎？

沒錯。但在這六種血清素之中，只有 fluoxetine（氟西汀）這一種是 FDA（Food and Drug Administration，美國食品藥品監督管理局）認可供兒童服用。至於青少年人就只有兩種，包括 fluoxetine 和 escitalopram（依他普崙）。

那豈不是很少選擇？

其實這只是因為實驗數據不足罷了，有些醫生還是會 off label（不依照指引）這樣開的。不過……

不過有危險？

沒錯是有危險，但不只是因為 off label 的處方，卻是跟所有種類的血清素都會產生的副作用有關。

什麼？

兒童或青少年服用血清素有可能增加自殺風險[2]。在服用初期，醫生和家人務必小心觀察。還有……

還有？

有些兒童情緒病的病人，初發時症狀未見明顯，醫生經常誤診躁鬱症為抑鬱症。在這情況下若只處方血清素，必會大大增加病人躁症（manic episode）病發的風險。

（雙手蜷曲成一個球狀）爸爸……

怎麼了？

下次那隻狗到來，我還是躲上書架算了，血清素好像比那狗還恐怖。

不用怕。爸爸還懂得心理治療哦，稍後有機會再跟你說說。

2. Sharma, T., Guski, L. S., Freund, N., & Gøtzsche, P. C. (2016). Suicidality and aggression during antidepressant treatment: systematic review and meta-analyses based on clinical study reports. *BMJ (Clinical research ed.)*, 352, i65. https://doi.org/10.1136/bmj.i65

尿床等於頑皮？
有沒有其他原因？

　　説起尿床，小鳥醫生到現在也清楚記得小學第一天上課的一些片段。

　　第一天上課時間不長，我們也只是跟班主任見個面。班主任介紹過自己和學校後，各同學按編排找到了自己的座位。小鳥醫生不算外向，但心中牢牢記住了前後左右同學的名字。

　　眼見快要放學，正當小鳥醫生興高采烈要準備回家之際，旁邊的同學突然舉手。

　　「老師……」

　　小鳥醫生好奇一望，發覺同學神色尷尬眼泛淚光。小鳥醫生不知所以，還以為這位同學給別人欺凌。老師也一頭霧水，不知同學何故舉手。

　　哭泣中的同學手指向地下繼續説道：「老師……我瀨尿啊……」

　　小鳥醫生馬上向地下一看，同學腳下的位置竟成了一片汪洋。小鳥醫生連忙把腳一縮，剛剛買入的皮鞋才可以力保不失。

這是小鳥醫生對「瀨尿」的第一印象。

多數孩子白天不會瀨尿，但晚上睡覺的時候，有為數不少的孩子都會有遺尿的情況。

根據美國精神醫學學會（American Psychiatric Association）的定義，若果小孩子在五歲以後還持續地每週至少尿床兩次，便可診斷為夜間遺尿（enuresis）。夜間遺尿其實十分普遍，六歲的小孩當中，大概有 10% 至 15% 有此情況，十歲的則有大概 5%[1]。

瀨尿當然會被同學恥笑，令自己的童年蒙上陰影。而夜間遺尿亦令不少父母大感頭痛，認為小孩子教而不善。小孩子夜間遺尿，到底是什麼原因？

是不是因為睡前喝太多水？這當然有可能。但有些小朋友即使沒有多喝水，還有遺尿情況出現，這可能是因為他們膀胱太小或者太過敏感，也可能是因為他們的抗利尿激素（antidiuretic hormone）分泌失衡，令膀胱積聚過量水分。

這類小孩出現遺尿問題，當然跟他們的個性無關。除了夜間遺尿之外，有部分小孩在日間也有相同症狀。小鳥醫生小一時旁邊的那一個同學，可能就是屬於類似的情況。他為人文質彬彬、溫文爾雅，跟頑劣孩子扯不上半點關係。

1. Franco, I., von Gontard, A., & De Gennaro, M. (2013). Evaluation and treatment of nonmonosymptomatic nocturnal enuresis: A standardization document from the International Children's Continence Society. *Journal of Pediatric Urology, 9*(2), 234–243.

睡眠質素欠佳也可能會導致遺尿。有時候我們在街上碰到「道友」雲集的地方，伴隨著的總會是一股刺鼻的尿味。這可能是因為他們的衛生情況欠佳，但也可能是因為毒品影響了他們的睡眠質素，影響了他們睡眠時的自控能力。

小孩子不會吸毒，但有些小孩子也會有睡眠窒息的情況，而睡眠窒息也是夜間遺尿的風險因素之一。除了肥胖之外，先天扁桃腺腫大也會導致睡眠窒息。根據研究[2]，超過一半小朋友在接受扁桃腺切除手術之後，夜間遺尿問題得到根治。

説了這麼久，讀者可能會質疑，小鳥醫生只是在替「瀨尿」的小孩説好話，替他們推卸責任。但事實上，夜間遺尿究竟跟孩子的性格有沒有關係？ADHD 與夜間遺尿有何瓜葛？

．．．．．．．．．．．．．．．

我們嘗試用另一個角度去看尿床。

大概在 1964 年，美國的一間精神病院舉行了一個研究[3]。研究人員邀請了八十四個在囚人士，並將這些人士分成嚴重罪案和非嚴重罪案兩組。而所謂嚴重罪案則包括謀殺、強姦、嚴重傷人、持械行劫等。

2. Lehmann, K. J., Nelson, R., MacLellan, D., Anderson, P., & Romao, R. (2018). The role of adenotonsillectomy in the treatment of primary nocturnal enuresis in children: A systematic review. *Journal of Pediatric Urology, 14*(1), 53.e1–53.e8.

3. Hellman, D. S., & Blackman, N. (1966). Enuresis, firesetting and cruelty to animals: a triad predictive of adult crime. *The American Journal of Psychiatry, 122*(12), 1431–1435.

研究人員對在囚人士進行了訪問，看看他們童年時的行徑跟現在所犯的罪案有沒有關係。結果發現，嚴重罪案犯人當中，四分之三在童年時都有尿床、縱火，或者殘酷虐待動物的歷史，而非嚴重罪案犯人則只有大概四分之一存在同樣情況。

研究人員認為，童年時尿床、縱火，或者殘酷虐待動物都是一些激進的對抗性行為。這些行為並非單是要表達憤怒或者吸引注意，還代表著孩童對社會的敵意和排斥。隨著這些孩童長大，這些激進行為會慢慢演變成各式各樣的犯罪行為。

那是否代表孩童有尿床習慣，長大後便會變成罪犯？當然不是。

這個研究的案例全是罪犯，研究方向也只是在比較嚴重罪案犯人和非嚴重罪案犯人在兒時的行為問題。這研究只能反映殺人犯多有尿床習慣，並不代表尿床的小孩較容易變成殺人犯。日後有不少研究也持相反意見，甚至稱以上發現為都市傳說。

但這發現引申了另一個問題：嚴重罪案，例如謀殺、強姦等後果嚴重，犯事者不會不知。明知故犯，會否代表著犯事者的自制能力出了問題？與此同時，尿床的患者會否也一樣衝動，難以控制自己？

還記得嗎？ADHD 有三種不同類別的症狀，分別是專注力不足、過度活躍和衝動。

衝動關乎自制能力，而小孩子尿床也會被人認為是自控能力不佳的表現。事實上，在很久之前已有人觀察到 ADHD 跟尿床的關係

密不可分。根據研究[4]，尿床的患者出現 ADHD 的風險比正常小孩高上二點八倍。與此同時，另一個研究也發現 ADHD 的患者對比起正常孩子出現尿床的機率高上二點一倍[5]。

最近的一個大型基因研究[6]發現，若果孩童擁有 ADHD 相關的基因，他們出現尿床的機率也會提高。研究人員推測，ADHD 和尿床重疊的基因可能跟大腦皮層的控制能力有關，只是現時的研究未能提供確切證據證明一切。

臨床實戰上來看，ADHD、尿床和基因的關係未必太重要，但是醫護人員在替 ADHD 孩子診斷的時候，必須緊記 ADHD 孩子出現尿床的機率較正常孩子為高。家長可能羞於啟齒諱疾忌醫，如此醫生便要主動詢問，以免延誤孩子的治療。相反，若果孩子在五歲以後還出現尿床的情況，家長除了要謹慎處理尿床之外，還要提防孩子也有可能同時患上 ADHD。

小鳥醫生的女朋友有 ADHD，但她沒有試過尿床，可是她其中一個家人小時候也有同樣問題。小鳥醫生有一天打趣跟女朋友説：「説不定你那位家人也有可能是一名 ADHD 患者？」

4. Shreeram, S., He, J. P., Kalaydjian, A., Brothers, S., & Merikangas, K. R. (2009). Prevalence of enuresis and its association with attention-deficit/hyperactivity disorder among U.S. children: results from a nationally representative study. *Journal of the American Academy of Child and Adolescent Psychiatry, 48*(1), 35–41.

5. Mellon, M. W., Natchev, B. E., Katusic, S. K., Colligan, R. C., Weaver, A. L., Voigt, R. G., & Barbaresi, W. J. (2013). Incidence of enuresis and encopresis among children with attention-deficit/hyperactivity disorder in a population-based birth cohort. *Academic Pediatrics, 13*(4), 322–327.

6. Jørgensen, C. S., Horsdal, H. T., Rajagopal, V. M., Grove, J., Als, T. D., Kamperis, K., ⋯ Christensen, J. H. (2021). Identification of genetic loci associated with nocturnal enuresis: a genome-wide association study. *The Lancet Child & Adolescent Health, 5*(3), 201–209.

怎知道女友比小鳥醫生還要幽默，她對於 ADHD 的知識可能比小鳥醫生還要豐富，她露出了詭異的微笑，然後回敬一句：「你怎知道他不是殺人犯？」

問答環節

怎樣才算真正的尿床？

Elsa 貓：爸爸，你看！

小鳥醫生：（有些不耐煩）又怎麼樣？

Anna 貓又賴尿了！

是嗎？在哪裏？

（貓爪向貓砂盆指一指）就在那兒。她總是不在貓砂上小便，尿尿現在都出了界。

（有氣沒氣的）那可不是賴尿，只是爸爸忘了清理貓砂盆。Anna 貓怕骯髒不願意踏進貓砂盆，不小心尿在旁邊吧，爸爸會好好清理的了。

這可比較好，剛才你還說賴尿的都是罪犯。

我可不是這樣說，請你再重複看看上文。況且 Anna 貓這麼的單純乖巧，斷不會是個罪犯。

那你剛才說了這麼多關於賴尿和尿床的事，若果有 ADHD 的小孩賴尿，是不是要先找你們精神科？

那又不是，不是所有瀨尿的情況也屬於夜間遺尿。若非夜間遺尿，孩子需被轉介往其他專科就醫。

那麼有什麼情況，孩子要看其他專科？

首先要看看遺尿的情況是持續性還是間歇性。若是持續性瀨尿，孩子便可能有先天性泌尿系統的問題，需轉介予泌尿科。

若果是間歇性呢？

那就要分別孩子是否只在夜間遺尿。若孩子在日間也有遺尿情況，家長可能要先帶孩子往兒科看看有否其他腦神經或者內分泌的問題。

原來如此。

啊還有……

還有什麼？

若果孩子的夜間遺尿情況已經停止了一段日子，例如起碼半年或以上，現在情況卻重新出現，家長也應該先帶孩子去兒科檢查。

爸爸！

又有什麼事啊，Elsa 貓？

Anna 貓的屁股黏著大便，估是剛才清理不當，你快點去替她抹抹看吧。

（小鳥醫生嘆了一口氣，反手拿起一卷紙巾，馬上朝 Anna 貓處奔去。）

ATTENTION
DEFICIT
HYPER
ACTIVITY
DISORDER

A D H D_的
另 類 _ 教 科 書

尿床的
古典制約

心理學上有一個理論，叫做古典制約（classical conditioning）。

俄羅斯生理學家帕夫洛夫（Pavlov）在 1897 年發表了 *The Work of the Digestive Glands*（消化腺功能）一書，這書不但為他帶來了第四屆諾貝爾生理學或醫學獎，還成為了日後古典制約這個經典理論的基礎。

帕夫洛夫其中一個實驗嘗試研究狗隻的胃液分泌。他發現狗隻並非只在進食時釋放胃液，有些時候，只看到或者聞到食物也會有相同反應。除此之外，一些不相關的因素，例如研究人員的腳步聲也會刺激狗隻的胃液分泌。

到了最後，帕夫洛夫發現，每當餵食之前響起鈴聲，過了一段日子之後，只要聽到鈴聲，狗隻消化液的分泌量便會增加。

人自以為是萬物之靈，但往後種種實驗證明，人其實跟帕夫洛夫研究的狗隻一樣，生理上也是受著古典制約理論的束縛。

小鳥醫生有自知之明，知道自己無法擺脫原始的生物性，有時候反而會利用古典制約理論去加強自己的工作效率。小鳥醫生每天

都會在同一個地方寫作，久而久之，每次去到那一個地方便會靈感湧現，屢試不爽。

在心理治療當中，古典制約理論當然非常管用。對兒童或青少年的病人來說，古典制約和操作制約理論也能有效控制病人的一些不當行為。

而在這天的兒童精神科門診，其中一位病人竟然令小鳥醫生想起帕夫洛夫研究中的狗隻。

. . . .

「好啦，輪到了哥哥。哥哥最近怎麼樣？」

小鳥醫生眼前是一對兄弟和他們的媽媽。ADHD 的遺傳性相當之高，患者若果有兄弟姊妹的話，大家同時患上 ADHD 的機率也會較大。

小鳥醫生剛剛看完弟弟，弟弟的情況穩定，專注力藥的效力也頗為顯著，不用加藥減藥，半年後才需要覆診。旁邊的哥哥比他大兩年，小鳥醫生本以為哥哥會跟弟弟一樣容易處理，可是……

旁邊的媽媽替哥哥作答：「上課還是跟平時一樣，只是有些時候不太集中，但也沒有怎樣被老師投訴。」

　　哥哥已經是一個小四學生，但他的性格比較害羞，回答醫生問題時，有時候還要媽媽代勞。

　　「那便好了。服食藥物之後有沒有什麼副作用？」小鳥醫生繼續問道。

　　「沒有啊。」病人的媽媽搖一搖頭。

　　小鳥醫生心想，這一對兄弟可真乖巧。醫生替他們診症不用花太多時間，可以趕快去看下一個病人，但説時遲那時快，媽媽緊接著向醫生問道：「醫生啊，專注力方面他真的沒有什麼問題。但有另一樣東西，我想問問⋯⋯」

　　「是什麼事情？」

　　「嗯⋯⋯我想他倆在場的話好像不太方便⋯⋯不如我先請他們兩兄弟出去。」

　　小鳥醫生點頭示意媽媽帶兩兄弟出去等候，心裏卻滿腹疑問。眼前的小朋友到底發生了什麼事情，要把這一切弄得如此秘密？

　　待兩兄弟離開病房以後，媽媽終於提高嗓門，向醫生反映哥哥的情況，「醫生啊，其實哥哥現在已經十歲，可是直至現在還有尿床的問題，這到底正常不正常？」

　　根據多項大型研究[1]，ADHD 患者出現尿床的機率比正常小孩高出大概二點五倍。哥哥出現尿床的情況，並不代表他頑皮惡劣，

卻可能是 ADHD 的其中一個共病症。

「尿床？這多久一次？」

「大概一星期一次吧。」

「只是在晚上發生？日間排尿時有沒有其他症狀？」

小鳥醫生問長問短，就是要確定病人沒有泌尿科或者其他專科的問題。

「這可沒有，尿床也只是在晚上發生。」病人的媽媽有點不耐煩，連忙問道：「醫生啊，究竟有什麼方法可以幫得到他？」

面對著緊張的家長，小鳥醫生人急智生，腦海中閃過帕夫洛夫研究的那些狗，也想起了還是醫學生年代在泌尿科實習時讀過的書本。

「你有沒有使用過鬧鐘療法？」小鳥醫生冷靜地向病人媽媽問道。

病人媽媽一陣愕然，「什麼鬧鐘療法？」

1. de Sena Oliveira, A. C., Athanasio, B., Mrad, F., Vasconcelos, M., Albuquerque, M. R., Miranda, D. M., & Simões E Silva, A. C. (2021). Attention deficit and hyperactivity disorder and nocturnal enuresis co-occurrence in the pediatric population: a systematic review and meta-analysis. *Pediatric Nephrology* (Berlin, Germany), *36*(11), 3547–3559. https://doi.org/10.1007/s00467-021-05083-y

「就是把感應器放在孩子的下身，由於感應器能夠偵測褲子的濕度，每當孩子快要尿床沾濕褲子時，連接著感應器的鬧鐘便會響起，令孩子馬上起床，忍著尿到廁所方便。」

「這個⋯⋯這個是什麼原理？」病人的媽媽睜大雙眼，一臉茫然。

「這其實在運用古典制約的原理。簡單來說，就是透過鬧鐘和排尿感覺的配對，令病人每當有排尿感覺的時候便會驚醒，減少尿床的機率。」

「這個⋯⋯這個聽起來有點複雜⋯⋯」病人媽媽皺一皺眉，「我也不知在何處買這種鬧鐘。醫生啊，有沒有簡單一點的方法？」

事實上，小鳥醫生給病人介紹的方法已是現時最有效的治療方法，甚至比藥物還奏效[2]。其他方法包括在睡前減少喝水、避免便秘、跟孩子一同作尿床紀錄、設立獎勵制度等。小鳥醫生向病人媽媽一一解釋各種方法，希望她能夠盡量依從。

小孩子大多不會故意尿床，父母單是打打罵罵，未必能夠有效防止這種事情發生。若然孩子出現尿床，先冷靜下來，其實尿床也不是什麼洪水猛獸，先瞭解當中的原因吧。

2. Perrin, N., Sayer, L., & While, A. (2015). The efficacy of alarm therapy versus desmopressin therapy in the treatment of primary mono-symptomatic nocturnal enuresis: a systematic review. *Primary Health Care Research & Development, 16*(1), 21–31. https://doi.org/10.1017/S146342361300042X

問答環節
尿床的其他治療方法

爸爸，你剛才提及的那個什麼鬧鐘療法，聽上去好像很麻煩，感覺也沒有什麼功用。

為什麼這樣說？

平日早上鬧鐘要響兩三次你才會起床……

（氣急敗壞）我上班可沒有遲到呢！

不跟你說這個了。但是這個鬧鐘療法好像也比較複雜，有沒有一些簡單一點的法門？

剛才不是說過了嗎？

（瞪大眼睛）說了些什麼？

睡前減少喝水，避免便秘……

減少喝水我知道原因，但是為什麼要避免便秘？

直腸的神經跟泌尿系統相當接近，便秘會刺激直腸附近的神經，間接增加夜間遺尿的機率。

那麼應該怎樣做呢？

多吃蔬果、多飲水、多做運動，這些我早已經教過你們了。

那麼還有呢？還有什麼其他法門？

你的專注力真的不太好。剛才不是說過要做尿床紀錄和獎勵制度嗎？

是啊，差點忘記了。但為什麼要這樣做呢？

一來可以幫助醫生和家長監察治療的進度，二來獎勵制度也是行為治療的一種方式，鼓勵孩子嘗試控制遺尿的情況。

嗯⋯⋯那尿床有沒有藥物吃？

當然有，醫生可以處方 desmopressin（去氨加壓素）。

（聽不懂的樣子）什麼？

這種藥物可以促進腎臟細胞回收水分，晚上吃了之後，身體生產的尿液分量會減少，減輕對膀胱的刺激。

（興奮的說）真的有如此的藥？

只不過這藥物需要配合其他行為治療，否則治標不治本。根據統計[3]，高達一半的病人在停止服藥之後會再次出現夜間遺尿的症狀。

什麼⋯⋯現在比較下來，好像鬧鐘療法也挺不錯的。

鬧鐘療法沒錯對人是有效，但是對貓的話⋯⋯我有點懷疑，畢竟平日無論鬧鐘響多少遍，你和 Elsa 貓都總是悠閒地賴在床上⋯⋯

（激動的喵了一聲）我可沒有尿床！不需要鬧鐘治療！

3. Kwak, K. W., Lee, Y. S., Park, K. H., & Baek, M. (2010). Efficacy of desmopressin and enuresis alarm as first and second line treatment for primary monosymptomatic nocturnal enuresis: *prospective randomized crossover study. The Journal of Urology, 184*(6), 2521–2526. https://doi.org/10.1016/j.juro.2010.08.041

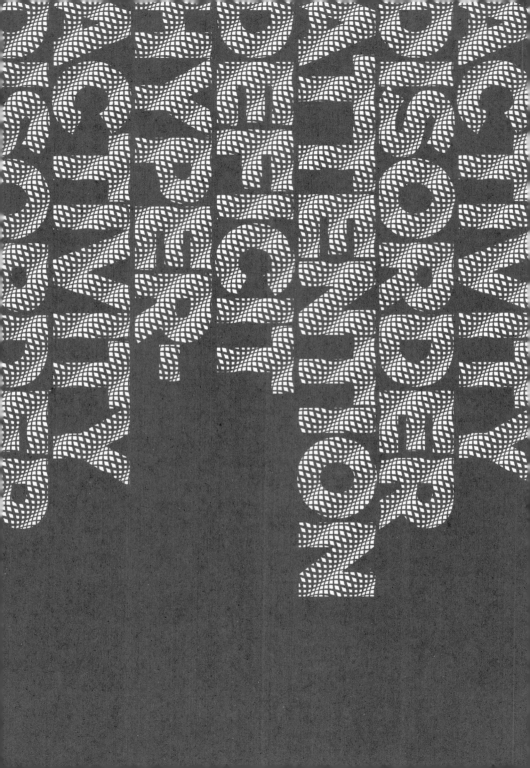

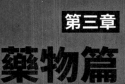

第三章

藥物篇

有些ADHD孩子的家長害怕給孩子吃藥，
但也有些家長視藥物為甘飴，認為藥物會
令孩子聰明一點。專注力藥對治療ADHD
功效顯著，只是在把藥物放進寶貝孩子的
口中之前，應當好好瞭解藥物的好處壞處。

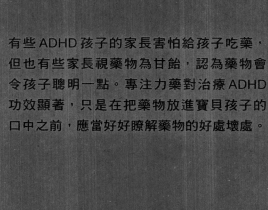

專注力藥
竟是「毒品」？

之前在濫藥治療科工作，總喜歡探究他們沉淪毒海的原因。

原因當然五花八門，大多數是朋輩影響。但當中有一個原因非常特別，那時候聽上去總覺得是藉口。現在仔細回想，卻也的確有半分道理。

濫用冰毒的人認為，他們平時的專注力薄弱，吸食冰毒可以令他們更加專注。

這其實是一個「有雞先定有蛋先」的問題。濫用冰毒的人可能本身有專注力不足的問題，冰毒可以令他們提神和增加專注力，繼而成為濫用者。但從另一個角度看，長期濫用冰毒會影響腦部正常運作，令人的專注力和記憶力下降，只有服用冰毒的時候，人才可以重新專注過來。

濫用藥物的人當初為何吸毒，現在去看，怎樣也是羅生門。但我們唯一清楚的是，冰毒真有令人變得更專注的成效。

. . . .

事實上，冰毒跟現在小孩所吃的專注力藥的成分相當類近。

冰毒是興奮劑類的藥物，它可以刺激腦部多巴胺（dopamine）和去甲腎上腺素（norepinephrine）的分泌，令吸食者產生歡愉和興奮的感覺。而多巴胺和去甲腎上腺素，恰巧也是人類保持專注力的重要元素。

多巴胺和去甲腎上腺素散佈在無數的神經元之中，是人腦的主要神經傳遞物之一。每當人需要集中，人腦中的神經元便會釋放比平時更多的多巴胺和去甲腎上腺素，令人保持專注力。

ADHD 孩子的腦部結構跟其他孩子不同，其中一個分別就是他們腦部的多巴胺和去甲腎上腺素分泌不足，令腦袋在需要專注的時候束手無策。而專注力藥跟冰毒一樣，也是興奮劑類的藥物，適當使用可以為大腦補充神經傳遞物，減輕專注力不足的症狀。

如此看來，冰毒也是良藥，為什麼不也讓 ADHD 的小孩吃點？服用這些專注力藥又是否多多益善，吃得越多越專注？

· · · · · · · · · · · · · · ·

有聽過「久聞不知其臭」嗎？

人的感官相當特別，長期受到刺激，感覺反而會麻木。小鳥醫生家裏有養貓，要知道貓有獨特的味道，牠們的排泄物也會發出異

味。只是小鳥醫生長期生活在這個地方，居然一點也不覺反感。這可能是因為貓貓太過可愛，但更大的原因是小鳥醫生的嗅覺已經適應了這股貓味。

冰毒也是一樣。冰毒的效力太大，吸食者根本控制不了冰毒在血液中的含量。吸食冰毒者的多巴胺和去甲腎上腺素飆升，卻不能有效地令吸食者變得更專注，這是因為無論面對需要專注的事物也好，或是不需專注的事物也好，吸食者的多巴胺和去甲腎上腺素濃度也一樣的高，一個人沒可能無時無刻專注任何事物，腦袋處理不了當中的分別，變相根本沒法專注。

專注力藥的成分經過嚴格控制，藥物在身體釋放的速度比冰毒緩慢得多，未必會造成上述冰毒的情況。只是有些家長總以為多多益善，給孩子服用超出建議劑量的專注力藥。超標服藥不會令孩子變得更專注，過量的多巴胺和去甲腎上腺素只會弄巧成拙，甚至會令孩子患上焦慮症和對專注力藥成癮。

專注力藥不是百利而無一害的良藥。很多 ADHD 患者在服食之後都會出現食慾不振、作嘔和肚痛等症狀。專注力藥會輕微影響服食者身高，雖然大概只是一厘米左右。而有心臟病或癲癇歷史的患者，服食前必須徵詢兒科醫生意見。

在醫生的處方和指導下服藥，專注力藥當然不是「毒品」。但在服食任何藥物之前，家長和照顧者也當好好瞭解清楚，才讓孩子服用。

問答環節

專注力藥的種類

爸爸，你剛才的話相當恐怖，好像是在說專注力藥是毒品一樣。

不是啦，剛才說過，專注力藥雖然是興奮劑類的藥品，但只要劑量不超出正常範圍，產生依賴的可能性相對較低。

那有沒有專注力藥不含興奮劑成分？我想有些家長會怕⋯⋯

當然有，專注力藥大致分為興奮劑類和非興奮劑類。

（插嘴）是不是媽媽吃的那一隻 atomoxetine？

非常好啊，Elsa 貓。只是⋯⋯幹嗎偷看媽媽的藥包？

我可沒有偷看，是她隨處亂放罷了，早前你說過亂放物件也是專注力不足症狀之一。

（皺一皺眉）不要這樣說媽媽。事實上，除了 atomoxetine 之外，非興奮劑類的專注力藥還包括 bupropion（安非他酮）等。這些藥基本上可抑制腦部對多巴胺和去甲腎上腺素的再吸收，從而增加腦部多巴胺和去甲腎上腺素的濃度。

聽上去好像很不錯啊。

不過這個過程需要時間，患者需要每天服食，持續至少一個月才會開始見效，效果也不像興奮劑類藥物一般立竿見影。

原來如此。那麼興奮劑類藥物呢？

興奮劑類的專注力藥物有很多，作為家長和照顧者，首先要注意的是藥物的時效。

什麼時效？

興奮劑類的專注力藥物吃了之後，多會有立竿見影的效果，但是時效不長，最短的只有四小時。

那麼，孩子要上全日課的話⋯⋯

孩子便要在學校吃藥。這其實不很方便，有些孩子會怕受歧視，寧願不吃。所以藥廠生產了其他配方，把藥物時效增至八小時，甚至十二小時。

（又插嘴）那麼爸爸，我看見媽媽的藥包之中最近多了一種保健品叫做L-Dopa，名字好像跟多巴胺有點關係，那是否也是專注力藥的一種？

很多人以為ADHD患者腦部多巴胺失衡，直接補充多巴胺便可，這其實沒有科學根據。L-Dopa是左旋多巴胺，但研究顯示，直接服用左旋多巴胺根本無法減輕專注力不足的症狀。

爸爸⋯⋯

（沒有理會）左旋多巴胺主要用來治療柏金遜症，正常人如果服用過量，有可能出現思覺失調症狀。

爸爸⋯⋯

（有點不耐煩）什麼事啊？

如果媽媽吃了的話會怎樣？

（如夢初醒）什麼？媽媽在自作聰明吃左旋多巴胺？快快叫她來解釋解釋。

ADHD_的
另類__教科書

ATTENTION
DEFICIT
HYPERACTIVITY
DISORDER

眼見為實？

有沒有聽過「有圖有真相」這句話？

小鳥醫生年輕的時候，當然沒有這句話，那年代互聯網尚未發達，人要追求真相必須依賴權威人士或者傳媒。在那個時候，老師就是真相，醫生就是真相，傳媒就是真相。

但隨著網絡發展，人與人之間有著更多的渠道去交流，每個人也有機會去發佈他自以為的真相。資訊氾濫底下，人們開始分不清這些所謂的真相孰真孰假，開始放棄依賴權威，寧願自行分析資訊背後的證據。有圖有真相，就是在這種犬儒的氛圍下誕生。

這對社會來説當然有利有弊，但在科技發展的洪流之中卻是不可避免。

幸好，今時今日在華語地區的病人，對醫生還存在著相當程度的尊敬和信任。醫生向病人解釋療程，不用太過花費唇舌和功夫，也不用「有圖有真相」的向每個病人展示處方藥物的研究結果。

只不過，凡事總有例外。

. . . .

小鳥醫生推開診症室的門，讓小男孩的父母進入。

在過去的一個半小時，小鳥醫生首先跟病人的父母討論病人的病情，然後再單獨面見病人，仔細瞭解他的精神狀態。

小男孩有嚴重的過度活躍及專注力不足的症狀，醫生需要處方藥物減輕症狀對生活的影響。小鳥醫生現在就要向父母解釋診斷結果，以及討論是否應該處方藥物。

小鳥醫生清一清喉嚨，「剛才跟你們談過一回，也跟你們的兒子單獨面談過，他專注力不足和過度活躍的情況頗為嚴重。」

「對啊。」病人的爸爸回答說：「我們之前看的私家醫生也是這樣說。」

「那你們有沒有想過，讓你們的兒子吃藥，以藥物紓緩症狀對生活造成的問題？」

「之前的私家醫生給我們試過了，就是那隻那隻……我也不記得什麼名字。」病人的爸爸拍一拍大腿，「總之每次吃半粒，吃完有效四小時的那一種藥嘛。」

病人爸爸所說的應該是 methylphenidate（哌甲酯），它另一個更為人熟悉的商品名稱叫做 Ritalin（利他林），是治療專注力不足及過度活躍症的第一線藥物。

ＡＤＨＤ_的
另 類 __ 教 科 書

ATTENTION
DEFICIT
HYPER
ACTIVITY
DISORDER

「嗯嗯。」小鳥醫生點一點頭,「那麼效果如何?」

「有什麼效果不效果?」病人爸爸的表情好像不太滿意這種藥物,「我都看不到他有什麼效果。」

小鳥醫生定過神來,連忙詢問病人爸爸:「為什麼這樣說?」

「他吃藥後都在上課,我們看不到他的反應。」

「那麼老師呢?老師一定有留意得到。」

「老師也沒有特別跟我們說些什麼。」病人的爸爸搖一搖頭,「況且,他只是用了幾天藥物,老師也未必會留意得到。」

有些家長經常以為,藥物必須有立竿見影的效果才算有效。其實一個人是否專注,外人未必能夠得知,有時只有服藥者感覺得到,更何況只是試了幾天,家長和老師當然觀察不出任何效果。

小鳥醫生還是鍥而不捨,「那麼,你們有沒有試過放假的時候給他吃藥,親眼看看藥物的效用?」

「好像有試過。」病人的爸爸搔一下頭,然後跟妻子對望一眼,「他好像變了個樣似的,一點也不像平時般活潑。看到他這個樣子,我們有點害怕,便不再給他吃藥了。」

Methylphenidate 除了可改善專注力不足之外,還可以治療過度活躍症狀。小男孩吃藥後不再活潑,其實是藥物的效果之一。不

過病人的爸爸不認為過度活躍是一個問題，自然不認為藥物有什麼治療效果。

　　事實上，藥物對專注力不足和過度活躍症的病患者非常重要。患者需要專注才能在課堂上吸收知識，慢慢打好基礎，為日後更深層次的學習做足準備。藥物也可以有助患者適應校園生活，減少患者因被老師或同學誤解而受責的可能，從而一步一步的建立自信。

　　「有圖有真相」，這是對追求真相的一種良好態度。但父母始終不是醫生，未必可以準確觀察得到患者在服藥之後的反應。有些時候，多給一些時間，多給一些空間，患者服食藥物後的進步其實人人都可以看見。

A D H D_的
另類__教科書

ATTENTION
DEFICIT
HYPER
ACTIVITY
DISORDER

吃藥的
另一個理由

　　過往在濫藥治療精神科工作，並沒有處方太多藥物，主要工作反而是令病人減少濫用藥物，以及處理病人因為濫用藥物所出現的精神病症狀。

　　那時候，小鳥醫生總是認為自己的工作相當困難。這是因為毒品的威力實在太過厲害，要勸服病人不去吸毒，並非有三寸不爛之舌就能辦到。那時候總是在想，勸病人吃藥一定比勸病人不要吃藥簡單得多。

　　只是到了兒童精神科之後，才發現要勸服病人好好吃藥也不是容易的事。

　　小孩子當然不喜歡吃藥，年紀輕一點的多數是因為藥物的味道不好，但這比較容易解決。只要讓他們服藥時吃點糖果或者乳酪，一般都會乖乖合作。

　　年紀大一點的孩子，怕的不是藥物中的苦澀，卻是怕因為吃藥而被標籤。明明自己沒有病也沒有做錯事，為什麼總是要在中午吃飯時拿出藥物服用？面對同學的提問，自己又應該怎樣解釋？

　　然而，其實家長才是最難過的一關。孩子是家長的寶，藥物的副作用是他們最關注的事。而專注力藥在近十數年才開始普及，很多家長都未曾聽説或瞭解過治療 ADHD 的藥物。要把自己不認識的藥放進心肝寶貝的口中，事先難免需要一番掙扎。

・・・・・・・・・・・・・・・

　　「你好啊，請坐。大家都請坐。」

　　病人是一個小四的男孩，由爸爸媽媽陪伴著一同覆診。病人那邊只有兩張椅子，小鳥醫生要從診症室後方多搬一張椅子過來，這一家大小才可以安然坐下。

　　「你好啊。」小鳥醫生看一看牌板，知道病人上次剛被處方專注力藥，急不及待詢問病人用藥後的情況，「上次給你們處方專注力藥，覺得怎麼樣？」

　　就在這個時刻，小男孩突然離開座位，跑到了診症室旁邊的一張小茶几，還未詢問醫生，便私自把玩起小茶几上的玩具來。

　　「其實我們只給他試用了幾天。」病人媽媽看著自己的兒子在診症室中不守規矩，不禁有點尷尬，「但他説服藥之後有點睏倦，我們便沒有再讓他吃藥。」

小鳥醫生感到有點奇怪，專注力藥屬於興奮劑類別的藥物，服用後多數人定必比平時精神，小男孩的反應好像有點不正常。

「他是在什麼時候感到睏倦？」小鳥醫生反問道：「是在服藥之後幾多個小時？」

「我想就是中午放學之後吧。」病人媽媽很快回應，看來他是小男孩的主要照顧者，「他回到家中，本想讓他做功課，他卻竟然睡起覺來。往時他從來都不會這樣。」

小鳥醫生恍然大悟。第一線的專注力藥物一般只有大概四個小時的有效期，當藥物失效，病人會有撤出反應（withdrawal），集中力會突然下降，也有不少人會感到睏倦。

小男孩家長所說的其實不是藥物的副作用，只是藥物在身體失效之後的正常反應。解決方法有很多，醫生可以讓小朋友在中午時多吃另一粒專注力藥，也可以替小男孩轉換比較長效的藥物。

小鳥醫生向男孩的父母解釋過後，滿心歡喜的以為他們會再讓小男孩嘗試新的處方，誰料他們的反應十分冷漠，對小鳥醫生的意見不太感興趣，最後只說了一句：「還是不要讓他吃吧，我看他的專注力在服藥後也沒有多大改善。」

. . . .

正當小鳥醫生不知如何回應是好的時候，在一旁玩玩具的小男孩使勁的推著玩具車，不小心把一旁滿滿堆著積木的箱子打翻。積木哐啷哐啷的響，跟小鳥醫生尷尬的神情相映成趣。

「你看，醫生。」病人母親指著自己的兒子，「他平時就是這個樣子，像一個永不停頓的摩打一樣，我們兩個怎樣說他也不聽。我看，這個問題遠比他的專注力嚴重得多了吧。」

坐在一旁的爸爸，聽著太太的申訴，無奈的嘆了一口氣。就在這剎那，小鳥醫生的頭上冒起了一個電燈泡。

「不過，話說回頭……」小鳥醫生一邊看著頑皮搗蛋的小男孩，一邊向男孩的媽媽解釋，「專注力藥其實不單止可以提升專注力。」

男孩的媽媽本打算離開座位去替小男孩執拾掉在地上的積木，但聽醫生這樣一說，立刻返回座位，「你的意思是……」

「專注力藥其實只是一個統稱。這一類屬於興奮劑類的藥物，不單可以提高孩子的專注力，還可以令他們更有效地控制自己，減少過度活躍的症狀。」

其實每種西藥都有很多不同的功效，只不過普羅大眾可能只認識當中的一兩種。好像一些醫治敏感的藥物也會有安眠的作用，因為它們造成依賴的風險較低，所以經常被精神科醫生充當安眠藥處方。

　　記得在成人精神科的時候，很多病人對藥物不太依從，因為他們根本不認為自己有病。幸好，當中很多病人都有睡眠問題，而一些抗抑鬱藥或者抗精神病藥都會令人睏倦，在晚上服用可以令人睡得更好，於是醫生也就利用這些「誘因」，說服病人好好吃藥。

　　專注力藥不只提高專注力，還可以對付 ADHD 的其他症狀。醫生說服病人吃藥，有時也要跳脫一點，尋找驅使他們吃藥的「誘因」。

成績好的
ADHD

출來工作之後，慢慢才發現原來身邊的許多醫生都有 ADHD 的症狀。

坐在小鳥醫生旁邊的同事，每天都在搖腳，甚至說話的時候也在搖。他在辦公室吃午飯時總不能安靜下來，令椅子不斷發出聲響，干擾小鳥醫生午睡的時光。

也記得從前見過一個顧問醫生級數的醫生，開大會時手總是不停地把玩著手中的文具，又經常跟旁邊的醫生說話，甚至私自離座舒展筋骨。

小鳥醫生年紀不是很大，但我成長的年代，社會也沒有人提及 ADHD 的概念。換句話說，小鳥醫生身邊有 ADHD 症狀的同事和上司，大多從小到大根本沒有接受過任何治療。

醫生在香港普遍是成績比較好的一群，這豈不是代表 ADHD 患者根本不需要接受任何治療，也無礙學習？

. . . .

「你好，慢慢來。」小鳥醫生開門給病人，迎面而來的是個帶著孫子來覆診的婆婆。

婆婆慢慢地坐下來，「你好啊醫生。」

「上一次處方給孫子的專注力藥物 methylphenidate，服用後效果怎麼樣？」

小鳥醫生其實有一點擔心。根據病人紀錄，病人小時候曾經試過發燒抽筋（febrile convulsion），要知道癲癇的病人不能夠服用專注力藥。雖然發燒抽筋跟癲癇是兩種截然不同的疾病，但有發燒抽筋病史的患者，出現癲癇的風險也當較正常人為高。

「沒有啊。」婆婆搖一搖頭，「我們沒有給他吃。」

「還是在害怕副作用嗎？」

「嗯嗯。」婆婆點一點頭，「他爸爸媽媽都不同意讓他嘗試服藥，可能下一次我叫他們過來聽聽吧。」

許多家長都害怕專注力藥，認為他們會出現意想不到的副作用，而大多數都怕藥會影響孩子生長。但其實很多大型研究都證明，長期服用專注力藥，平均而言，最多只會令孩子少長大概一厘米的身高。

「這個沒有問題，你們慢慢想吧。」根據小鳥醫生的經驗，要讓病人家長同意服藥，一般不能太過硬銷，「那他現在上課的情況怎麼樣？課堂內容吸收得到嗎？」

「哈哈。」婆婆由衷的笑了一聲,「這也是我們不想讓他吃藥的原因。」

小鳥醫生看著眼前小學三年級的小男孩,眉頭皺了一皺,心中想著:究竟這個小男孩上課時發生了什麼事?為什麼讓婆婆發笑?這又跟吃藥有什麼關係?

. . . .

婆婆繼續保持微笑,「沒什麼,只是我這個孫子在學校成績一向不錯。」

「原來如此。」小鳥醫生像聽懂了些什麼,「他去年在班中排名如何?」

「全班第三⋯⋯全級好像第二十名。」婆婆的聲線好像略帶一點驕傲。

「那全級有多少同學?」

「大概一百六十人吧。」

從前小鳥醫生在成人精神科工作的時候,有個患上抑鬱症的媽媽,她的兒子也有 ADHD。為了照顧患有 ADHD 的兒子,媽媽已然心力交瘁,還要親自充當補習老師的角色為孩子溫習,最後需要吃

抗抑鬱藥來控制情緒病。但是媽媽一直拒絕讓兒子吃藥，只因為她的兒子年年考第一。

評估一個病人是否需要吃藥，清楚瞭解疾病對他生活的損害（impairment）非常重要。損害可以有很多方面，例如有些孩子因為專注力問題影響成績，嚴重的話當然需要吃藥。

但有一些孩子成績雖然比較優秀，疾病的其他症狀（如行為和品行方面的問題）卻會對其照顧者和身邊其他人造成影響。有些成績好的 ADHD 患者都需要專注力藥，醫生在處方藥物之前，一定要好好評估 ADHD 對病人生活各方面的損害。

ADHD
by proxy

在精神科當醫生其實頗划算。

有云「求醫求醫」，對別的專科而言，病人的而且確是抱著一個請求的心態前來覆診。但是精神科的病人不同，他們很多不知道自己有病，也未必認為自己需要接受治療。別的病人看見醫生便滔滔不絕，但面對精神科病人，醫生卻需要使用特別的技巧，才能夠成功令病人開口。

記得有次當值，急症室來了一個小女孩。媽媽在醫生面前訴說她的情緒如何如何，可是小女孩一言不發，擺出一副高傲的樣子。醫生嘗試要她開口，她卻竟然要醫生先逗她開心。

ADHD 的病人也一樣。陪伴前來的家長，聽到自己心愛的子女突然被懷疑有病，有些會有強烈反應，極力否認醫生的判斷。有些即使同意醫生的診斷，也會對專注力藥的使用有所懷疑。醫生往往需要多花唇舌，去說服病人家長嘗試嘗試。

只是有一類的病人或家長卻在另一個極端。

. . . .

「醫生啊，醫生。」母親帶著乖巧的小兒子，還未好好坐下便已率先發聲，「我有點事情要報告給你聽。」

小鳥醫生皺一皺眉，畢竟病人母親如此先聲奪人實不常見，「是什麼事情？」

「上幾次覆診，你們都不給我的兒子處方 ADHD 藥物。」病人母親的語調雖然帶一點幽怨，卻同時有點激動，「我從朋友處借了點 Ritalin，開學後一直給我的兒子吃。」

眼前的小男孩十一歲，在區內名校就讀小學五年級。兩年前母親帶他來看精神科，懷疑他有專注力不足的問題。只是經過各方面評估，男孩根本不符合 ADHD 的診斷條件。

過往數次覆診，醫生都為男孩和母親詳細解釋評估的結果。奈何母親相當固執，一直央求醫生為男孩處方專注力藥，怎麼都不肯承認兒子其實根本沒有任何問題。

聽到男孩母親的話之後，小鳥醫生眉頭皺得更緊，連忙說道：「你的兒子根本沒有專注力不足的問題，未經醫生處方便給他服藥，這個不太好。」

「但是醫生……」男孩的媽媽開始激動起來，「他吃了藥之後功課真的做得比平時快，不如你自己問問他。」

醫生轉過頭看看坐在一旁默不出聲的男孩，他沒有作出任何回應，擺出一副不敢得罪任何人的樣子。

小鳥醫生馬上會意，「其實無論是哪一種人，正常人或是ADHD 患者，吃了專注力藥之後感覺也會跟平時不一樣。這是因為專注力藥是興奮劑類的藥……」

事實上，根據過往門診紀錄，眼前的小男孩即使沒有吃藥，學業成績同樣優異。他在班中名列前茅，操行良好，跟同學相處融洽，老師也從沒有投訴過病人出現專注力問題。男孩媽媽先斬後奏，讓沒有服藥需要的小男孩服食專注力藥，實在是頗為危險，也毫不值得鼓勵。

「但是醫生……」男孩媽媽鍥而不捨。

「不要再說了。專注力藥跟任何藥物一樣，有好處也有壞處。小孩子如果只是有少許的專注力問題，貿然吃藥所承受的風險遠比好處為大。」

「醫生。」男孩的媽媽忽然間變了臉，「其實不止我這樣說，我在教會認識一些法官和律師，跟他們傾談之後，他們也鼓勵我的兒子吃專注力藥。」

病人媽媽言下之意昭然若揭。她的言語有恐嚇意味，好像若果醫生不按照她的意願處方藥物，她便會循法律途徑跟進一樣。

「我們所做的一切,著眼點也只在於病人的利益。什麼法官法律,這不在我們考慮之列。」小鳥醫生堅定的回答。

早年有一套電視劇叫《惡行》(*The Act*),説一位母親為了騙取捐款,多年來強迫女兒假扮患有白血症,剃光她的頭髮,強迫她服食藥物,若私自離開輪椅便會遭到懲罰。此乃真人真事改編,而這種現象在精神醫學之中一般被稱作「代理型孟喬森症候群」(Munchausen syndrome by proxy)。

眼前男孩的媽媽,所做的當然跟以上「惡行」不同。她並非為了一己私利,卻只是望子成龍,希望兒子可以做得更好。然而吃藥必定有風險,胡亂替兒子貼上 ADHD 的標籤也會影響他的心理。讓子女服藥之前,必須徵詢醫生意見,否則滿腔善意最後也會成為惡行。

不吃藥
怎麼辦？

醫生總想要病人吃藥。

這其實合情合理，醫生替病人處方藥物，當然是為病人的健康著想，從他們最大的利益著眼。每一個醫生也想病人康復好轉。

不服藥的病人也會為自身或者社會帶來危機。嚴重的精神病患者若果不按時服藥，復發的風險將會大大增加。在各種精神病症狀的影響底下，病人可能會出現自殺和暴力等各種問題。

有些時候，當醫生知道病人沒有按照指引服食處方藥物，未必會表示理解，有時還會非常憤怒。醫生還可能變得不理性，胡亂猜想病人為何這般的不聽話。

ADHD 病患者對藥物的依從性也不比其他病人為高。很多 ADHD 患者粗心大意，即使藥物有效，還是會忘記吃藥。有些個性比較反叛，故意對權威人士持反對意見。可幸是這類病人即使忘記吃藥，對自身或社會的風險其實也不是太高。

每一個醫生也會遇上不願吃藥的病人，作為醫生有義務去叮囑病人好好吃藥。只不過，有時候這卻不是最重要的事情。

ADHD_的
另類__教科書

ATTENTION
DEFICIT
HYPER
ACTIVITY
DISORDER

. . . .

　　這天來到門診的是一對母子。男孩一直因為 ADHD 到精神科覆診，在藥物的幫助下，ADHD 症狀得以紓緩，情況十分穩定。

　　「最近怎麼樣？」病人過往每十六個星期才覆診一次，小鳥醫生這次還以為沒有什麼問題需要處理。

　　「唉。」病人媽媽一陣感嘆，「最近不太好。」

　　「嗯。」小鳥醫生雖然不清楚事情始末，但還是點一點頭，「發生了什麼事情？」

　　病人媽媽又嘆了一口氣，然後望向男孩，「你自己說吧。」

　　男孩十一二歲，現在大概小六，看上去是一個比較乖的孩子。他一向沒有過度活躍的症狀，只是上課時的專注力令人擔心。

　　「沒……沒有什麼。」男孩結結巴巴地說道。

　　母親繼續循循善誘，「那為什麼上課的成績差了？」

　　「上學……上學不開心。」

　　「還有呢？可以多說一點給醫生聽聽嗎？」

　　似乎男孩說不中母親心中的答案。但男孩只低頭不語，沒有再作任何補充。

　　成績變差有很多原因，可以是 ADHD 的症狀影響，可以是無心向學，也可以是因為環境的轉變。男孩說自己上學不開心影響學業，這原因其實也需要正視。不過男孩媽媽心中另有答案，身為醫生也必先洗耳恭聽。

　　「醫生啊。」男孩媽媽看見兒子沉默不語，只好親自向醫生告狀，「他最近不肯吃藥，情緒也不怎麼穩定。你幫忙勸勸他吧。」

· · · · · · · · · · · · · ·

　　小鳥醫生看著男孩，直覺認為事情不是那麼簡單。

　　小鳥醫生靠前一點，低聲的向男孩問道：「最近發生了什麼事情？上學時為什麼不開心？」

　　男孩躲避著小鳥醫生的眼神，一堆說話哽在喉頭。

　　「告訴醫生吧。」小鳥醫生不厭其煩，「慢慢來不用急。」

　　男孩沉默了一會兒，終於開聲，「他們說我是瘋子，是神經病。」

　　「你的同學？」小鳥醫生問道。

　　男孩點一點頭。

　　「為什麼他們會這樣說？」小鳥醫生皺一皺眉，「你看上去可非常精靈。」

**ADHD_的
另類__教科書**

ATTENTION
DEFICIT
HYPER
ACTIVITY
DISORDER

男孩輕輕嘆了一口氣，雙眼望得更低，緊盯著地板的階磚。

在學校被罵精神病？男孩看上去正常得很，照道理應該不會無緣無故被同學欺凌。面對著低頭不語的小男孩和在一旁不太知情的男孩媽媽，小鳥醫生一時語塞。

成績變差、被同學欺凌和不肯吃藥，這三者究竟是獨立事件，還是有相互關係？小鳥醫生突然靈光一閃，「你是因為要在校吃專注力藥的緣故才被同學取笑吧？」

「嗯。」男孩點一點頭。

小鳥醫生跟隨著男孩點頭，「所以你才拒絕食藥？」

「嗯。」這次男孩的頭點得更用力。

治療專注力不足的藥物藥效大多立竿見影，只是當中也有不足之處，其中一點就是藥力只有四小時。若果孩子在全日制學校，上學必須自行攜帶藥物於午膳時服用。

然而，學校的老師和同學未必完全理解同學的需要，有些頑皮的同學甚至會藉以取笑在校吃藥的 ADHD 患者，這會大大影響患者對藥物的依從性，對患者學習造成負面影響。

幸好，隨著科技進步，治療 ADHD 的藥物出現各種新配方，藥力也由從前的四小時，提升至八小時甚至是十二小時，這對 ADHD 患者而言實是一大福音。

專注力藥
可用來減肥？

減肥很難。

小鳥醫生直到中七之前還是一個小胖子。記得初中時曾經試過刻意減肥，在學校不斷做運動，但是從未成功減肥。那時候運動量相當之大，只是沒有輔以節食配合，身上的肉最後越長越多。

到了高中，身體隨著青春期起了變化，新陳代謝比往時快，加上高考的煎熬，小鳥醫生不需要多費勁便減了四五十磅，數年沒見的朋友也認不出我來。

人到中年，新陳代謝越來越慢，小鳥醫生的身軀又開始慢慢長肉。有時候，心底裏總是希望有一種藥物能夠令人不勞而獲的好好控制體重，同時間卻沒有什麼副作用。

有聽過西布曲明（sibutramine）嗎？西布曲明是一種食慾抑制劑，在十多年前已經成為禁藥。當時在新聞經常聽到報道説坊間什麼什麼減肥藥產生不良反應，及後被驗出含有西布曲明。

西布曲明不是善男信女，它除了會抑制用者食慾之外，還會產生多種不同的副作用，最常見的是高血壓和心跳加快。西布曲明大

ATTENTION
DEFICIT
HYPER
ACTIVITY
DISORDER

ＡＤＨＤ_的
另類＿教科書

大增加服食者患上心臟病風險，為了減肥而犧牲性命，對誰來說都
是不值。

　　眾生為著減肥絞盡腦汁出盡法寶，ADHD 的孩子和家長卻面對
著一個完全相反的狀況。

．．．．．．．．．．．．．．

　　「你好，最近怎麼樣？」

　　「不錯啊。」眼前的小男孩爽快的回答道：「在學校很開心。」

　　「最喜歡上什麼堂？」這是小鳥醫生的常用對白，「最不喜歡的
又是什麼？」

　　小男孩嘻嘻一笑，「當然是體育堂，其他什麼都不喜歡。」

　　小鳥醫生眼前的是一對母子。小男孩因為 ADHD 到精神科覆
診，上回剛剛轉了新藥，這次覆診當然是要看看藥物的成效如何。

　　小男孩在學校吃藥不太方便，上次覆診之時給他處方另一種效
力較長的專注力藥 methylphenidate extended release（哌甲酯長效
錠，商品名 Concerta，專思達）。短效和長效的專注力藥在藥理上
沒有多大分別，小男孩服藥後應該問題不大。

　　小鳥醫生轉過頭問男孩媽媽：「上次處方的新藥，服用後感覺
如何？有沒有什麼不舒服的地方？」

「不舒服⋯⋯也沒有什麼不舒服的地方。」男孩媽媽想了一想，「只是跟過往一樣，胃口不太好罷了，但是上課時的專注力還是沒有問題的。」

跟其他小朋友一樣，小男孩服食過專注力藥之後，胃口還是會受到影響。病人每次覆診都要量度體重，要是體重持續過輕沒有增長，醫生便要考慮一下停藥減藥，或者轉換其他非興奮劑類別的藥物。

而針對服藥後食慾不振的問題，醫生還有另一個法門。

• • • • • • • • • • • • • •

「那麼，上次處方的胃口藥管不管用？」小鳥醫生向男孩的媽媽問道。

所謂胃口藥，其實是一種非常非常舊的抗敏感藥。那時候的抗敏感藥有很多副作用，到了現在早已被淘汰。只不過，抗敏感藥的一些副作用，到了現在卻可以用來治病。

比如說，廣為人所熟悉的 chlorpheniramine（外形偏小的黃色藥丸）本是用來醫治敏感症狀，只是它有令人睏倦的副作用，現在大多被用作助眠之用。而上述的胃口藥則叫 cyproheptadine（塞浦希他定），它本也可作抗敏之用，只是患者服食之後胃口大增，故被兒童精神科醫生作增加胃口之用，以對抗專注力藥的副作用。

「沒有啊。」男孩媽媽的答案令人意想不到,「我們沒有吃那個胃口藥。」

小鳥醫生難掩吃驚的神色,「為什麼?」

「沒有什麼,他本來的胃口也不是太壞,吃了胃口藥之後更是胃口大增,體重增長不少,晚上又不斷吃零食……」

這其實是一個好消息,代表男孩的體重不太受專注力藥的副作用影響。不過,食慾不振這一個副作用對 ADHD 孩子而言實在太過常見,有時也會令醫生對選擇用什麼藥感到頭痛。

食慾不振有時也會令家長擔心孩子的生長問題。事實上,眾多大型研究也顯示,服食專注力藥的確會影響服食者的身高,然而影響也只是大概一厘米,即是說,如果孩子本來可以長高至一百八十厘米高,現在就只有一百七十九厘米。

那專注力藥可否用來減肥?問這個問題的朋友確實天資聰穎。專注力藥跟早前提及的西布曲明的化學成分相當類似,大家同樣會增加神經傳遞物質如多巴胺、血清素和去甲腎上腺素在腦部的濃度。他們同樣會令患者食慾不振,要是患者私下服食過量的專注力藥,不但會增加患上心臟病的風險,還有可能對藥物造成依賴,影響情緒,甚至有思覺失調的症狀。

用專注力藥來減肥?當然萬萬不可,世間沒有免費午餐。要得到苗條身段,還是腳踏實地節食和做運動吧。

豬先生的
優點

在香港生活和長大的孩子，不是每一個都快樂。

可能是社會風氣或者是教育制度問題，從小到大，孩子都被灌輸成功只有讀書一條出路。學畫畫、學跳舞、學鋼琴、學運動，這些只是興趣，只是攀上一流學府的手段，而成功的最終定義只得一個。

學業成績當然要緊，讀書好才可以考上好的大學和有「錢途」的科目，為將來數十年的打工生涯作準備。孩子若然出身平凡，要攀上上流，好好讀書可能是唯一的途徑。

但事實上，成功的定義可不止於名利權力。兒女孝順家庭和睦，可以是一種成功；四海之內皆兄弟，可以是一種成功；甚至乎好好欣賞當時當刻的每分每秒，也可算是一種成功。

ADHD 的患者，受到症狀的影響，學習或多或少也被打折扣。有些比較聰明的小朋友尚可適應密集的填鴨課程，但是對於其他 ADHD 患者而言，ADHD 的症狀難免令他們輸在起跑線。

身為家長或者醫療人員，當然希望透過藥物提高 ADHD 患者的專注力，令他們好好適應課程。但我們有沒有想過，對於部分孩子

ADHD_的
另類__教科書

ATTENTION
DEFICIT
HYPER
ACTIVITY
DISORDER

而言，學習不好可不是缺點，而 ADHD 的症狀反而是他們的優點和
獨特性？

. . . .

在這天門診，小鳥醫生連續的數個病人也對專注力藥物存在誤
解，要求停止服藥。

對藥物存在誤解其實相當普遍。理論上，醫生在第一次處方專
注力藥時應已好好解釋藥物的藥理和可能的副作用。只是有時病人
和家長未必全然理解醫生的話，加上現在是「資訊」爆炸的年代，
他們對藥物的認知可能都存在偏頗。

「醫生，可不可以停藥？我的兒子吃了藥之後，好像沒有以前
般外向，不那麼主動去結交朋友。」

這是第一個病人母親所說的話。從她的角度去看，外向是優
點，只是醫生的看法卻有點不同。

「專注力藥物可以令你的兒子更能好好地控制情緒。」小鳥醫生
回答病人的母親，「面對朋友的時候，不會過分活躍，作出滋擾行
為，這其實是一件好事。」

第二個病人是一個高小的女孩。這女孩能言善道，不用媽媽代
言。

「醫生啊，我不想吃藥。」

「為什麼？」

女孩繼續說道：「我吃了藥之後，覺得自己性格很悶蛋，不像過往般有趣。我很害怕認識不到朋友。」

患有 ADHD 的孩子有時真的相當有趣，他們多數不會掩飾自己的想法，有人說他們口沒遮攔，但小鳥醫生覺得他們只是真誠的表達自己，比某些虛偽的大人好多了。

「不要緊。吃了藥之後你還是過往的你，只不過控制自己的能力比過往強。」小鳥醫生向女孩解釋道：「至於認識朋友方面，悶蛋和有趣的人都有朋友，願意跟你做朋友的不會因為你少了說話而絕交。」

再來的第三個病人，是一個剛剛升上中學的男孩。他發育比其他人來得早，已經長得跟小鳥醫生差不多高大。

「醫生啊……」

小鳥醫生有不祥預感，「什麼事？」

「我不太想吃藥。」男孩的問題跟小鳥醫生想像的差不多。

「為什麼？剛剛你還說吃了藥之後，功課和成績也有進步。」

「沒錯是有進步，但還是在班中的下游位置。」男孩嘆了一口氣，「可是我吃了藥之後好像沒有過往那麼好動，我認為體能好是我唯一的優點，如果這唯一的優點也失去了的話……」

「專注力藥物不會令人體能變差的。」小鳥醫生安慰男孩，「你感覺自己沒有過往的活躍，那是因為你自控的能力比以前高了，跟身體機能無關。」

. . . .

小鳥醫生憑著三寸不爛之舌，成功說服這三個小孩和他們的父母繼續服藥。身為醫生當然想病人乖乖吃藥，只是看完門診之後，小鳥醫生卻有所反思。

病人說自己吃藥之前比較有趣、比較外向、比較活躍，這在醫學的角度上看是 ADHD 症狀的延伸，但對一般人而言，這無疑是性格上的特色。

小鳥醫生的女朋友也有專注力不足的問題，在最近幾年間她沒有吃什麼藥，而專注力不足的情況也沒有怎麼減退。她個性非常冒失，時常遺漏重要物品，說過的話過了兩天便給遺忘掉。然而若果這些「缺陷」一天之間都給改掉，小鳥醫生怕又會適應不來，好像變了另一個人一樣。

醫生處方藥物是因為病人有病。只是精神病的定義，往往卻可圈可點。小鳥醫生不時幻想，若果整個社會的人也有思覺失調症狀，沒有症狀的會否被定義為精神病患者，而他們又該如何自處？而事實上，誰又有資格去判斷一個人是否正常？

有聽過《豬先生》這一首歌嗎？

> 多麼蠢的蠢豬　個個也來揶揄
> 高攀不起公主　並沒段段艷遇
> 悠然面對這悲劇遭遇　齊集給了你當笑話書

有些人在我們眼裏滿是缺點，但這些所謂的缺點，在其他人眼裏看卻成為了優點。在某個角度而言，ADHD 未必是一種病，卻可能是一種個人特色，跟相貌美醜身材高矮一樣。身為師長和醫護人員，除了協助孩子適應正規教育之外，也當欣賞每一個孩子的優點，令他們好好各展所長。

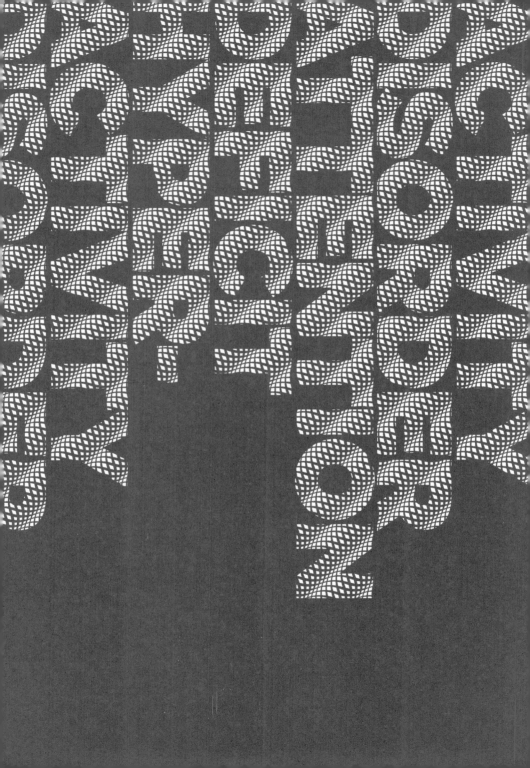

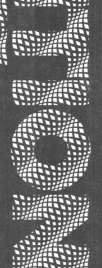

第四章

家教篇

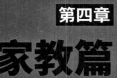

父母和照顧者耐心的教導對 ADHD 孩子的
成長相當重要。在這一章,小鳥醫生將會
分享個人親身經歷及過往行醫經驗,希望
家長及照顧者有所體會及領悟。

沉迷遊戲
是症狀嗎？

剛認識女朋友的時候，小鳥醫生買了一部遊戲機，好讓大家相處的時候多一樣玩意。

女朋友有專注力不足的問題，她玩遊戲的時候卻非常專注和沉迷，一點也不像 ADHD 患者。

記得有隻遊戲叫《薩爾達傳說》，遊戲設定相當複雜，難度相當之高。小鳥醫生沒兩三下便放棄，女朋友卻堅持到底，晝夜不眠，一個月內完成所有關卡。

ADHD 患者玩遊戲的時候如此專注，那麼 ADHD 是否偽科學，經不起實證推敲？或者換個角度去看，ADHD 患者是否比其他人更易沉迷遊戲，而沉迷遊戲又是否 ADHD 症狀之一？

. . . .

「下一位請進。」小鳥醫生打開門，讓病人和爸爸進入診症室。

病人剛升中二，一直因為專注力不足及過度活躍症到精神科門診覆診。根據紀錄，過往數次覆診，醫生處方給他的專注力藥的劑量都沒有任何改變。在藥物的幫助下，課堂和作業一直沒有受到病情影響。

「最近怎麼樣？」小鳥醫生向病人問道：「中二的學校生活還適應嗎？」

病人點一點頭，「沒有什麼問題。」

「上課還可以吧。吃了藥能夠專注嗎？」

「可以的，沒有問題。」病人又點了點頭。

小鳥醫生也重複著病人的動作，點頭以示滿意。正當小鳥醫生在電腦輸入診症紀錄，準備安排病人離去之際，病人的爸爸突然插嘴道：「醫生醫生，我覺得他的症狀好像比平時嚴重。」

「為什麼？」小鳥醫生停下雙手，一臉茫然。

「其實我也不知道這是不是症狀。」病人的爸爸攤開雙手，「他最近非常沉迷遊戲機，要他做正經事怎樣叫也叫不動。你們有沒有什麼辦法？」

. . . .

沉迷遊戲機？小鳥醫生立刻想起了自己的女朋友。面對病人爸爸突然的提問，也就是因為跟女友相處的這點經驗，小鳥醫生沒有絲毫膽怯，反而滔滔不絕。

小鳥醫生反問病人爸爸：「那有沒有想過，既然兒子對遊戲如此沉迷，如果將沉悶的學習變得像遊戲一般，可能會有意想不到的效果？」

「那即是⋯⋯那即是怎麼樣？」病人的爸爸一頭霧水。

「遊戲世界講求互動。人每做一個動作，每完成一項任務，遊戲便會提供不同程度的回饋和獎勵。就是這種互動，令玩家得到持續的刺激，這就是 ADHD 患者在玩電動時能夠持續保持專注的原因。」

「那又跟學習有何關係？」

「看看網上有什麼互動學習的教材吧，自己設計也可以。當學習變成問答遊戲一般，ADHD 患者也可以輕易投入。」小鳥醫生拿出了自己的手機，讓病人的爸爸看看手機版面，「我現在也在學意大利文。這個 App 設計得像遊戲一般，令人每天自動自覺拿出來玩。」

「嗯。」病人爸爸似懂非懂的點頭。

遊戲世界跟現實世界不同的地方，是人類在遊戲世界的付出，很快便會得到獎勵。打死一隻小嘍囉，便會掉下某種武器或寶物，

令角色的能力變得更強。反而在現實世界，即使寒窗苦讀十年，也未必有什麼立竿見影的成果。平常人可能承受得到這種苦悶生活，但對於 ADHD 患者而言，最終可能只有放棄學習一途。

遊戲世界的獎勵和刺激，會令遊戲者的多巴胺神經元表現異常，比平時更加活躍。適量的多巴胺，可以令人更加集中，但過量的卻會造成成癮。比起正常的小朋友，ADHD 患者的多巴胺神經元較容易受到影響，成癮的風險也較高。雖則如此，但這並不代表遊戲成癮是症狀之一。

至於小鳥醫生的女朋友，到了現在還在沉迷遊戲機嗎？當然不是。小鳥醫生鼓勵女朋友做生意，她的珠寶生意充滿挑戰，比遊戲機裏頭的還要驚險萬分。現在她在做生意成癮，實在可喜可賀。

說一百次
的真話

有人說過，將謊言說一百次便會成真。這點小鳥醫生有點質疑。

不要誤會，小鳥醫生當然明白箇中道理。人是常輕信外物的動物，正所謂三人成虎，要是把謊言說上一百遍，芸芸人海之中總有一部分人相信。

小鳥醫生之所以質疑這句話，是在慨嘆有時即使將真話說上一百遍，有些人還是不會去做。

其實小鳥醫生也是這樣的人。女朋友的爸爸是牙醫，所以她從小對牙齒的外觀非常敏感。女朋友曾經三番四次要小鳥醫生到牙醫診所洗牙，卻被當作耳邊風，喋喋不休了一整年，小鳥醫生還未去洗。

對於 ADHD 患者來說，這問題看來更加嚴重。ADHD 的患者本來就專注力欠佳，即使當面跟他說話也未必聽得入耳。而就算聽得入耳，很多 ADHD 患者也較常人反叛，你叫他去東，他卻偏偏往西走。

今天來了一個專注力不足的孩子。

「你好。爸爸你好。」小鳥醫生向病人和他的爸爸打招呼。

爸爸看上去年紀比較大，神情也較一般的家長嚴肅，「你好啊醫生。喂，你快點叫醫生。」

「你好醫生。」男孩好像有點怕他的爸爸。

男孩因為專注力不足到精神科覆診。他在去年留了一年班，到現在還是小學三年級。這年他在學校的表現不錯，可能是因為專注力藥的緣故，也可能是因為留班之後，男孩比去年更加能夠適應課程。

「最近怎麼樣？」這是小鳥醫生一向的開場白。

「沒有怎麼樣。」這小男孩一向也十分乖巧，正襟危坐的看著醫生。

小鳥醫生繼續問道：「那上課可以專心嗎？」

「可以的。」小男孩點一點頭，「功課還追得上。」

「真的追得上？」旁邊的爸爸厲眼看著小男孩，「我看你平時也只顧玩手機吧。」

　　平時在兒童精神科門診中，不少孩子也有沉迷手機遊戲的問題，小鳥醫生早已司空見慣。不過沉迷也有分不同的嚴重程度，小鳥醫生當然要先瞭解。

　　「你最近經常在玩手機嗎？」小鳥醫生向小男孩問道。

　　「也有在玩，不過比以前少了。」

　　「一天會玩多少小時？」

　　「我想……我想大概兩三小時。」

　　小鳥醫生鬆了一口氣，不少成人使用手機的時間遠比兩小時為多。小鳥醫生轉頭望向男孩爸爸問道：「大概是這個時間嗎？」

　　「我想就比三小時多一點吧，叫他多花時間做功課溫習，他也不肯。」男孩爸爸搖一搖頭。

　　這個好辦。男孩用電話的時間不算太多，而根據男孩過往在門診覆診的表現，他也算是聽教聽話，可能跟他講講道理便行。

・・・・・・・・・・・・・

　　「很喜歡玩電話裏的遊戲嗎？」小鳥醫生嘗試引導男孩，令他作出反思。

「對呀。」男孩點一點頭,「手機一拿上手就好像停不下來。」

「其實我也很喜歡玩遊戲機。」小鳥醫生假裝跟男孩站在同一陣線,「那你覺得玩電話有什麼好處?」

「就是開心和刺激嘛。」小男孩有一點興奮,「看著角色一步一步成長,那種感覺真的十分有趣。」

這一點小鳥醫生也感同身受。小鳥醫生兒時雖然沒有智能手機,但也有電腦遊戲。記得那時候有個遊戲叫《龍族》,玩家可以選擇不同的職業,而不同的職業有不同的招式對付怪物。每天看著角色的等級上升,對比日常沉悶的學習也真是天壤之別。

「原來如此。」小鳥醫生依舊附和著,「那麼沉迷遊戲的壞處呢?」

「這個……可能會少了時間讀書吧。」

旁邊的爸爸突然插嘴,「聽到了沒有?醫生叫你不要打機!」

「那麼少了時間讀書會有什麼後果?」小鳥醫生無視男孩爸爸的話。

男孩想了一想,「這樣成績當然不好,可能會留班,就像去年一樣。」

ADHD_的
另類＿教科書

ATTENTION
DEFICIT
HYPERACTIVITY
ACTIVITY
DISORDER

「對。」小鳥醫生點著頭附和著病人的觀點，「就是這樣。舊的朋友都升了班，留班的感覺並不好受，對吧？」

在這個時候，男孩旁邊的爸爸再度插嘴，「要聽醫生的話，不要打機，會近視的啊。」

ADHD 的孩子跟其他孩子有點不同，要他們對命令依從，必先要說服他們，跟他們講道理痛陳利害。如果道理不通，那就要放手讓他碰壁，讓他嘗嘗不依規矩的惡果。

只是眼前病人的爸爸未必懂得這個道理。他只知道引用權威，然後重複強調「不要打機」這個命令。這命令的本意沒錯是好，但對 ADHD 的孩子而言，將這真話重複一百遍，也未必能夠成真。

拖延的
處理方法

拖延是全人類每天都要面對的問題。

小鳥醫生每天也要對抗拖延。小鳥醫生雖然不多產，但每天總會有寫作的任務，以維持面書專頁的營運。但有時候工作忙碌，回家後只想休息，根本提不起勁下筆作文，最後只好「明日復明日，明日何其多」。

面對拖延，小鳥醫生也有自己的辦法。例如會在每次作文之前先做幾下運動，用行為提醒自己的意識是時候開始工作。小鳥醫生也喜歡在固定的地方作文，每次在這些地方坐下來，動力和靈感也會比平時多。

人或多或少每天面對不同程度的拖延問題，而背後也有不同的原因。對於專注力不足及過度活躍症患者而言，這個問題尤其嚴重。

. . . .

A D H D_的
另類__教科書

ATTENTION
DEFICIT
HYPER
ACTIVITY
DISORDER

這天看門診的是一對母女，小鳥醫生拉開門讓母女進入診症室。

「你好，請坐。」

「你好啊，醫生。」病人的母親向小鳥醫生示好，坐在旁邊的小女孩卻一直叉起雙手，沒有跟小鳥醫生作任何眼神交流。

「最近怎麼樣？」小鳥醫生向病人的母親問道：「她將會升小學五年班，對吧？」

病人的媽媽皺一皺眉，「最近當然不好。」

「為什麼？」小鳥醫生心想，這次又遇到麻煩了。

「暑假她整天在家，只顧著看電視，什麼也不做，甚至早餐也不吃。」病人的母親激動地說：「我每朝起床就是看到她在看電視。工人煮了早餐，三催四請她也不吃，直到我離家上班還是沒有絲毫動靜。」

聽到病人母親的這段話，小鳥醫生感同身受，因為小鳥醫生的女朋友也有同樣問題。每次跟女朋友約會，她總是會遲到，每次總是拖著拖著，提不起勁離開溫暖的家。

小鳥醫生初時以為女朋友是「港女」性格，喜歡讓人等候，及後才發現，女朋友在出門之前太過專注於眼前的事物，即使三番四次提醒她，瞬間又會將其他事拋諸腦後。

　　事出必有因。小鳥醫生跟病人的媽媽同病相憐，立刻打醒十二分精神，看看能否為病人的媽媽帶來什麼幫助。

・・・・・・・・・・・・・・・

　　小鳥醫生立刻轉向小女孩問道：「你在班中排隊，一般是排在前排或後排？」

　　小女孩臉帶一點茫然，「應該是在中前的位置左右吧。」

　　「那班上是不是也有很多比你高的同學？」

　　「嗯。」

　　小鳥醫生繼續說道：「每天吃飯才可以令我們的身體有足夠能量長高，吃不夠飯的話，就會越排越前的了。」

　　「不是啊。」小女孩鬆一鬆肩，「這幾年來我一直也是排這個位置，應該沒有什麼影響。」

　　小鳥醫生小時候總愛跟其他同學鬥快長高，那時候以為多吃飯就會長得更高，結果越吃越胖，現在回想起來也真是一個笑話。然而多吃飯可以長高這個說法，用它來說服女生可能不太管用。

　　一計不成心生另一計，小鳥醫生轉過頭來向病人的媽媽問道：「你說她不肯吃早餐，那她總會餓的對吧？」

病人的媽媽卻搖一搖頭，「她真的不太會餓。飯菜放涼了工人便會倒掉，所以我也不知道每天她吃剩多少。」

「那麼，」小鳥醫生鍥而不捨，「你剛才說過女兒每朝比你早起床，有沒有辦法在每晚睡覺的時候把網絡關掉，每天起床之後，待女兒吃過早餐才把網絡重新接上？」

「這個……」病人媽媽呆了一呆，顯然沒有想過這個方法。

「有時候人就是這個樣子，若果一直有開電視看電視的權利，突然被剝奪這個權利，誰也會發火對抗。但如果一直也不能看電視，當女兒做得到某種行為的時候才給她去看，效果可能會好一點。」

ADHD 的病患者，可能跟小鳥醫生的女朋友一樣，因為過分沉醉於某些事物上而出現拖延。但拖延也可能是因為患者的能力問題，逃避自己不能應付的事物；也可能像上述的這個例子，跟父母的管教方法有關。

拖延的原因各有不同，即使背後的原因差不多，處理問題的方式亦會因人而異。面對拖延，醫生和照顧者都需要多動腦筋多想方法，努力跟患者一同面對。

鼓勵看書
的方法

　　小鳥醫生從小到大都喜歡看書，每逢週末都要到書店逛一逛。家中的書架都放滿了書，一層要當兩層用。

　　有人說過「讀書識字尋死路，打交溝女有前途」，這有他們的道理，但也只限於死讀課本內容的一類書呆子。多涉獵其他雜書可以增廣見聞，可以學會多從不同角度思考，人生路途上也可以少行冤枉路。

　　小鳥醫生也經常鼓勵女朋友讀書。女朋友是一名珠寶商人，而所有成功的生意都沒有公式，老闆也是摸著石頭過河。小鳥醫生心想，如果她能夠從書本中吸收多些旁人的經驗，對生意一定有幫助。

　　對於患有 ADHD 的小朋友而言，看書對學習也非常有用。要知道課本的文字密密麻麻，而專注力不足的孩子多不能專心認字，看自己喜歡的書本甚至漫畫可以增添學習興趣，補助上課時吸收不足的問題。

. . . .

ＡＤＨＤ_的
另 類 __ 教 科 書
ATTENTION
DEFICIT
HYPER
ACTIVITY
DISORDER

　　這天來到門診的是一對母女。女兒大概十歲，一直因為專注力不足及過度活躍症在精神科門診覆診。

　　「最近不錯嘛？」小鳥醫生看看牌板，見到病人一直在服專注力藥，近幾次覆診也沒有加藥減藥，「吃藥後上課應該沒有多大問題，對吧？」

　　「她上課沒有問題。」女兒的母親替她回答，小女孩則在一旁看著漫畫書。

　　小鳥醫生把頭轉向小女孩，「但你自己覺得呢？」

　　「沒有問題。」小女孩放下書本，擤一擤頭。

　　「那最喜歡的是什麼科目？」

　　「英文。」小女孩認真地回答。

　　小女孩的媽媽突然插嘴，語氣帶著少許譏諷，「那麼中文呢？」

　　診症室突然出現了尷尬的氣氛。小女孩剛才還開朗地回答醫生的問題，突然變得啞口無言。女孩的媽媽也好像知道自己説錯了話，只管對著醫生堆起微笑。

　　看見這種情況，小鳥醫生當然立刻替病人解畫，「中文還在努力當中，對吧？」

「我知道她很努力。」病人的媽媽看見氣氛緩和，繼續表達意見，「就是認字方面還差了一點。」

很多患有 ADHD 的小朋友也是如此，這可能是因為從小不能專注認字，根基打得不穩影響以後學習。而英語的學習正好相反。因為那是拼音語言的緣故，小朋友可以透過其他渠道，比如電視、電影、音樂等去學習這種語言，認字方面也比中文容易得多。

小鳥醫生看見小女孩手上拿著漫畫書，突然靈機一觸，「但是你們做得很好哦，ADHD 的小朋友一般也很喜歡看漫畫。漫畫雖然文字不多，但至少可以培養他們閱讀的興趣，多閱讀認識的文字自然更多。」

「不是啊，醫生。」這次輪到小女孩插嘴，「這本書我已經看了十數遍呢，想多看也不能多看。」

小鳥醫生呆了一呆。一本書看十數遍，患有自閉症的小朋友可能會這樣做，但根據過往紀錄，眼前的小女孩一向也沒有出現任何自閉症的症狀。究竟是什麼原因令最怕悶蛋的 ADHD 小孩看一本書上十遍？

小鳥醫生雙目定定的看著病人媽媽，病人媽媽卻早已會意，連忙解釋，「我希望她可以珍惜書本，所以一直只會送書作禮物獎勵女兒。」

「那就是說，是在成績好的時候才會送書給她？」

ADHD_的
另類__教科書

ATTENTION
DEFICIT
HYPER-
ACTIVITY
DISORDER

「對啊。」病人媽媽點一點頭,「或者是在生日,或者是過年過節。」

「原來如此。」小鳥醫生不斷點頭,卻不盡同意病人媽媽的做法,「但是這樣的話,未必能夠鼓勵得到小朋友看書。」

這次輪到病人的媽媽呆了一呆。

小鳥醫生繼續說道:「要鼓勵小朋友多看書有很多方法,例如可以在他們看完一整本書之後作獎勵,或者多買另一本書。但若果將書本當為禮物,沒錯小朋友是會珍惜書本,但像你的女兒,只能看同一本書十數遍,便不能透過廣泛閱讀令她進步了。」

從小到大,小鳥醫生都覺得自己的爸爸媽媽相當吝嗇,他們從沒有給自己買過手提遊戲機或者數碼暴龍機,海洋公園也沒去過一次。然而當小鳥醫生要買書的時候,他們總會慷慨解囊,二話不說地替小鳥醫生付款。

長大了之後,即使沒有了考試的壓力,小鳥醫生還是十分喜愛讀書,最後還成為了一個作家。讀書的好處實在太多,不過如何培養孩子讀書的興趣,也是一種學問。

超級記憶
大法

有聽過記憶法嗎?

記得大概中四的時候,班上有個同學的成績本來一直處於下游位置,他為人懶散不用功,成績比較好的同學都不會把他放在眼內。

班上定期會有小測,在學期中段的幾個小測當中,那個同學突然拿到超高分數,甚至比班上一直的大熱門還要高,令人跌破眼鏡。起初我們不知所以,還以為會考將近,同學發奮讀書,事後才發現,事情並非如此簡單。

原來這個同學在課餘的時候不去補習,卻跑去學記憶大法。聽著聽著,小鳥醫生那時也有點蠢蠢欲動。不過當時會考理科需要背誦的內容不多,學記憶法的事當然不了了之。

上了大學之後,醫科跟理科不同,學生需要記憶大量內容,小鳥醫生臨急抱佛腳,在網上自修自學不同的記憶方法。只是那時候年紀已不小,記憶方法未能好好掌握,結果只好乖乖的用功,用時間去補償一切。

ADHD_的
另類＿教科書

ATTENTION
DEFICIT
HYPER
ACTIVITY
DISORDER

有不少家長認為，患有 ADHD 的孩子記憶力比一般人差，這個説法不太精確，他們學習不好是因為他們的專注力不足，令新學的知識無法進入工作記憶（working memory）。知識不在工作記憶，自然無法更進一步放在長期記憶之中。

. . . .

「最近怎麼樣？剛剛升上小二，在學校還好嗎？」小鳥醫生向小女孩的母親問道。

「還是差不多吧。」女孩的母親沒精打采的回答，「成績還是一樣的差。」

小鳥醫生眼前是一對母女。女孩在上年確診 ADHD，最近也被學校的教育心理學家診斷出患有讀寫障礙。小女孩吃了藥之後，上課表現有明顯改善，只是成績還未跟得上。

「你們平時沒有給她吃藥嗎？」小鳥醫生看著電腦中的門診紀錄，皺著眉頭思索著，「上次我們讓她試藥，老師也跟你們稱讚過她的進步。」

「我們當然有給她吃藥，不是這個問題。」小女孩媽媽嘆了口氣，「我覺得她的記憶力有問題。」

「為什麼這樣説？」

「平時幫她溫習，她好像比我小時候要多花時間。」小女孩母親又嘆了一口氣，「背一個生字沒多久就忘記，我也不知如何是好。」

．．．．．．．．．．．．．．

「記憶問題？」小鳥醫生聽到之後精神為之一振。畢竟自己大學時期也研究過各種記憶法的皮毛，只是自己學藝不精，未能掌握當中要訣。

記憶法其實有很多種。記得有一種記憶方法叫做「記憶宮殿」，使用者需要在腦海中建構一座宮殿，而宮殿必須為自己熟悉的建築物。小鳥醫生那時候嘗試將自己喜愛的一座商場作為試驗品，然後把自己要記憶的事放在商場的每一個角落。只不過商場太大結構太過複雜，最後竟然在商場裏迷路，什麼也記不起來。

「你平時是怎樣替她複習的？」小鳥醫生語氣盡量的平和，「會使用什麼方法？」

「也沒有什麼方法。」小女孩媽媽抓一抓頭，「就是學校教到哪裏，回家便複習一次。」

「那在往後呢？往後有沒有再複習？」

「當然有。」小女孩媽媽氣憤的說，「就是在考試之前替她再複習，可是到了考試之時，她好像完全失憶似的，早前溫習過的東西全都給忘記掉。」

　　小鳥醫生當然不是在準備教小女孩記憶宮殿大法，這個方法比較複雜，小鳥醫生自己也未曾掌握，更何況這是否真有效尚且不得而知。把自己不完全清楚理解的事物教予病人，怎樣看也不太合適。

　　「其實我們的腦袋不善於記憶，反而擅長遺忘。」小鳥醫生語重心長的向媽媽解釋道：「所以我們要時時刻刻提醒腦袋，什麼事情需要好好記住。」

　　「怎麼提醒？」女孩媽媽有一點困惑。

　　小鳥醫生繼續滔滔不絕，「每當學習一樣東西之後，在往後的日子需要反覆溫習。開始時可能隔一天便要重溫內容，之後重溫的日子可以疏一點，每次複習所需的時間也會越來越少。」

　　小鳥醫生介紹的方法叫間隔重複（spaced repetition），這是因為人對事物的記憶會隨著時間給沖淡，間隔重複可以使人溫故知新，對抗人類與生俱來的遺忘本領。

　　記憶的方法有很多，但那些只是招數和技巧。不同的技巧適合不同的人，但要牢牢的記住知識，最重要的還是勤奮和對追求新知的衝勁。

上帝能否造一塊
自己搬不動的石頭？

　　哲學家李天命博士曾經跟人辯論「相信神的存在是更合理嗎？」這一個命題。在辯論當中，他提出了質疑：無所不能的上帝能否造一塊祂舉不起的石頭？

　　這在邏輯上固然不可行。李天命嘗試以此論證，上帝並非如《聖經》所説的全知全能，並以此否定相信神存在的合理性。

　　李天命博士的著作影響了一整代香港人，令他們從一個比較顯淺的角度去瞭解哲學。小鳥醫生在中學時也讀過不少李天命，那時候上課捧著他的書去讀，在同儕之間不免有多少炫耀心態。

　　至於相信神的存在是否合理？直到現在，小鳥醫生也無從判斷。只是無所不能的上帝能否造一塊祂舉不起的石頭這一句實在太過深刻，每逢遇到自相矛盾的事情，都不禁想起這句話。

. . . .

　　要好好的鼓勵小孩子，家長們通常會使用適當的賞罰制度。

孩子們做對了事情，便給孩子喜歡的事物；做錯了便懲罰，或者奪走他們喜歡的東西。這道理看似簡單不過，實行上來卻不是如此簡單。

「你好，你叫明仔對吧？」小鳥醫生蹲下來，溫柔地向眼前的小朋友說，「我要跟你媽媽先談一會，你坐在旁邊玩玩具好嗎？」

小鳥醫生眼前是一個就讀高小的男孩。這天他第一次來精神科就診，旁邊陪伴著的是他的媽媽。男孩聽到小鳥醫生的話之後，馬上把桌上的一箱樂高模型往桌面倒出來，然後埋首於自己的世界之中。

「他怎麼可能會專注力不足？」旁邊的媽媽看見男孩如此雀躍，馬上插嘴，「做正經事不專注，玩玩具時又如此專注。」

男孩媽媽的話其實是一個相當普遍的誤解。事實上，多數專注力不足及過度活躍症的患者在做自己喜愛的事情時，多能比平時專注。

小鳥醫生清一清喉嚨，「好吧，你兒子給轉介過來是因為懷疑有專注力不足的問題，對嗎？」

「不是專注力不足，是拖延。」病人媽媽嘆了一口氣，「他這個孩子，做正經事總是在拖延，做自己喜歡的事卻如此雀躍，唉。」

. . . .

拖延跟專注力不足其實沒有抵觸的地方。患有 ADHD 的孩子喜歡拖延，這是因為他們面對一些需要專注力的事情時感到困難。事實上，根據診斷指南，拖延也可以是 ADHD 的症狀之一。

「抗拒做家課也很常見。」小鳥醫生點點頭，紓緩著男孩媽媽的心情，「你們平時會用什麼方法去鼓勵他？」

「什麼方法？」男孩媽媽想了一想，「罵也沒用，打也沒用。見他平時如此沉迷電玩，便以此作為獎勵。」

「怎麼獎勵？」小鳥醫生聽後有一點驚訝。

男孩媽媽不以為然，「就是當他不願意做功課的時候，跟他說如果當晚能夠完成功課，便可以玩電玩。」

「那如果不能完成，他可以玩電玩嗎？」

「我想……我想在其他的日子總不能不讓他玩吧。我們也當然想他戒掉這個惡習，但也想他好好去做功課。」

男孩媽媽想令男孩不再沉迷打機，但為了要他完成功課，卻利用打機作為引誘和獎勵。這樣的話打機這惡習固然戒除不掉，媽媽也未必能夠成功激勵男孩去專注自己的學業。

只不過一隻手指指向別人，三隻手指指向自己。小鳥醫生早前配合運動節食減肥，初時略有效果，瘦了幾公斤，為了好好獎勵自

ＡＤＨＤ＿的
另類＿教科書
ATTENTION
DEFICIT
HYPER
ACTIVITY
DISORDER

己，去了以「任食」作賣點的餐廳打邊爐，結果不但前功盡棄，還養成了每週都要去「任食」、「放題」這習慣。

　　人就是如此矛盾如此荒謬。根據經典，人可是以神的原形創造出來。如此推算，要無所不能的上帝做一塊自己舉不起的石頭可算是合情合理，相信神的存在想必也比否定神的存在高明。

代幣制度
不能太複雜

代幣制度其實無處不在。

小鳥醫生從小一向沒有什麼行為問題，功課也會自動自覺的去做，所以爸爸媽媽也沒有實行什麼獎罰計劃或者代幣制度。

學校是小鳥醫生第一次遇上代幣制度的地方。記得那時候有閱讀獎勵計劃，學生每閱讀一本書，完成讀書報告的話可以得到分數。在學期結束時，分數最高的同學可以獲得獎品。

小鳥醫生當年鼓足幹勁，不斷閱讀以獲取嘉許。不過有時候報告實在太粗製濫造，甚至將漫畫書也作為閱讀報告題材，最後反被老師責備，這是後話。

長大成人之後，原來社會也在玩著代幣制度的遊戲。剛畢業的醫生如果要成為專科醫生，就必須要在公立醫院受訓至少六年。每完成一項訓練，需要在自己的受訓登記簿中登記，然後要協助培訓的上司簽名。儲齊所有蓋章，才能成為專科醫生。

代幣制度能夠有效地影響一個人的行為模式。成功的代幣制度可以導人向善，使人充分發展所長。故此，在兒童精神科診症的時候，醫生也經常鼓勵家長使用代幣制度。

ＡＤＨＤ_的
另 類 __ 教 科 書
ATTENTION
DEFICIT
HYPER
ACTIVITY
DISORDER

然而代幣制度也有失效的時候。

. . . .

「最近怎麼樣？」進入診症室的是今天最後一個病人。

「近來也沒什麼。」病人的母親笑著説：「只是間中還有發脾氣吧。」

病人是個八歲多的男孩，一直因為自閉症和 ADHD 在門診覆診。自閉症和 ADHD 經常同時出現，對家長和照顧者來説壓力自然更大。

自閉症的病人有時未必懂得表達自己，惟有用發脾氣的方式去展現自己的情緒。至於專注力不足及過度活躍症的病人，自我控制能力比其他小朋友差，這令他們的脾氣問題更為嚴重。

眼前的小朋友其實尚算乖巧，早前服用 ADHD 藥物之後，上課已經比平時留心，成績大有進步。不過放學歸家之後，藥效大多消退得七七八八，脾氣問題自然比上學時候多。

「他怎樣發脾氣？」雖然病人有進步，但小鳥醫生也要瞭解一下。

「也跟平時一樣吧，不順他意便會大吵大鬧。」病人的媽媽又笑了一笑，「應該也沒有什麼方法的了。」

小鳥醫生突然靈光一閃，「你們有沒有實行什麼獎勵計劃？比如說一個星期不發脾氣，儲齊印花便可以得到什麼樣的獎品那樣？」

．　．　．　．　．　．　．　．　．　．　．　．　．　．

對小朋友如果能夠賞罰分明，多能有效解決行為問題。多數家長其實早已有此概念，只不過因為執行方法有問題，很多時未能得到應有效果。

「醫生啊，這個我們早已做過了。」

醫生一點也不驚訝，「那個獎勵計劃是怎麼樣的？」

「就跟你剛才說的差不多啊。如果當天他沒有發脾氣的話，我們便獎他一個貼紙。儲齊一定數量的貼紙，他便可以得到獎品。」

「原來如此。」小鳥醫生懊惱地不斷點頭。究竟是什麼原因令這個制度不奏效？

「我想這個問題沒能解決的啦。」病人媽媽苦笑道：「不過他最近也有進步，我看還是算了吧。」

在這緊急關頭，小鳥醫生突然想起了一件事情，「我想多問些關於你的獎勵計劃。除了不發脾氣之外，還有什麼方法可以得到那些貼紙？」

「方法當然有很多。」病人媽媽回答得理所當然,「比如說如果他完成了某份作業,或者默書高分,或者在校表現良好,我們都會給他貼紙。」

「原來如此。」這次小鳥醫生也在不斷點頭,但面上的表情已不再懊惱,反而有點豁然開朗。

獎勵計劃或者代幣制度要行之有效的話,內容不能夠太過複雜。如果病人可以透過不同途徑獲取獎勵,換句話講,就是如果大發脾氣也不會失去獎品,這便失去當初成立計劃和制度的意義。

小鳥醫生當初把漫畫書也寫進讀書報告,為求成功不擇手段,現在回想,老師的責備也是相當恰當。閱讀獎勵計劃之目的是要鼓勵學生多看文字書,如果什麼類型的書也包括在內,對其他同學而言,這計劃便失去了激勵的作用。

小朋友打架
如何處理

被人欺負，究竟應不應該還手？

《聖經》説：「有人打你的右臉，連左臉也轉過來由他打。」根據教義，這是愛的表現，要教徒連仇敵也愛，用神愛的性情來解決人與人之間的紛爭。

但也有人持相反的想法。電視劇集《葛咸城》（ Gotham City ）描述蝙蝠俠小時候的故事，蝙蝠俠小時候父母雙亡，因為體弱和家庭背景，在校被同學欺凌。回家向管家哭訴，管家是退伍軍人，軍人性格使他立即給小蝙蝠俠一隻鋼鐵腕錶，要他套在拳上以牙還牙。

小時候的小鳥醫生也曾在學校跟人打架，當年無法逃過老師法眼，最後當然受到處罰，以後我亦不敢在公眾場合打架。

. . . .

患有 ADHD 的小朋友會否更加頑皮，更容易跟其他同學拳腳相交？這個未必。小鳥醫生接觸過很多有 ADHD 症狀的小朋友，雖然他們會有情緒管理的問題，但也未至於故意攻擊同學。相反，患有

ADHD 的學生往往是弱勢的一方，經常被老師責罵，也容易被一些用心不良的同學故意挑釁。

這天的兒童精神科門診來了一個好例子。

「最近一切還好嗎？」小鳥醫生看著病人母子，官腔的例牌問道。

「也跟過往差不多吧。」病人的媽媽回答，「吃了藥之後專心多了，成績也有所進步。」

病人是個十歲的小男孩，在服用藥物之後，ADHD 症狀一直被穩定地控制著。小鳥醫生對這個病人也不是太過擔心，覆診安排維持每半年一次。

「那麼在學校呢？老師有沒有說些什麼？」

「也沒有什麼特別呀，他跟同學相處得不錯。」

在這個時候，小男孩突然把嘴巴伸向媽媽耳語了一下。

媽媽隨即說道：「哈哈，醫生，沒什麼事情，只是他在學校被同學欺負。」

「怎樣欺負？」

「有個同學經常踢他屁股，兒子總是向我投訴，想要向那個同學還擊。我就是要他不要這樣做。」病人的媽媽尷尬地解釋。

．．．．．．．．．．．．．

　　病人的媽媽其實沒有不妥的地方。在學校如果遭到欺凌，還手實屬不智，要知道對待學生之間的打鬥，老師大多數的處理方法都是各打五十大板，不理誰先作出挑釁。

　　只不過對還是小孩子的病人來說，這不容易理解。面對別人的欺負，他們只知道憤怒，只知道對方是錯的一方，卻不知道如果自己貿然作出反擊，自己也會成為老師眼中錯的一方。

　　小鳥醫生想了一想，然後轉過頭向小男孩問道：「媽媽這樣說，你有什麼意見？」

　　「那他們真的是錯嘛。他們在欺負我。」小男孩扁一扁嘴。

　　「嗯。」小鳥醫生點一點頭，對小男孩表示認同，「遭人欺負理應報仇，只是你這樣報仇並不是一個聰明的方法。」

　　「為什麼？」

　　「你這樣做，如果給老師逮著了，雙方都要受到處罰。」

　　「這……」

　　「聰明一點的做法，就是應該找幾個信任的同學做證。下次同學下手的時候再告訴老師，令那個欺負別人的同學得到處罰。」

　　小孩子心靈純樸，心中只知道誰欺負自己就是錯的一方，不知道大人眼中的所謂對錯可能有另一個解釋。要成功説服小孩子，不能只用道德教條，不能只教他們誰對誰錯，因為他們未必知道自己的錯。相反，我們要站在他們的一方，不要只顧説他們錯，而是要説他們用了笨的方法，令自己活受罪。

我的志願

凡學生都作過《我的志願》這一個題目。

小鳥醫生當然有作過，但當初的志願是什麼，現在已忘得一乾二淨，只知道一定不是當醫生。小鳥醫生家裏沒有人從事醫護工作，小時候病痛不多也不是常看醫生。可能正因如此，那時對醫生這個職業沒有太大感覺。

小時候的志願，長大後多數未必成真，但讓孩子建立一個良好的志願，某程度上也是一種推動力，鼓勵他們繼續努力向前，或者去發展自己的喜好。小鳥醫生的母親是一位時裝設計師，畫的畫非常漂亮。小鳥醫生依稀記得，小時候也真想過成為一個畫家或者漫畫家。

在兒童精神科診症的時候，醫生也會問及病人的志願。大多數小孩的志願多是父母的職業或者其他熱門職業，但某些小孩的志願有時卻會令人啼笑皆非。

好像患有自閉症的孩子多有特別喜好，有的喜歡鐵路，會把每一個鐵路站的種種背得滾瓜爛熟。有的喜愛巴士，他們對巴士路線的熟悉程度，甚至比巴士司機還要高。這類孩子的志願一般跟其他

人不太相似，例如會想成為「新幹線駕駛員」，又或者是「A270 路線巴士司機」等。

　　這一天來覆診的一名孩子，他的志願竟燃點起小鳥醫生心中的一團火。

. . . .

　　「你好。快進來坐吧。」

　　小鳥醫生眼前的女孩是一個中四學生，旁邊陪伴著的是她的媽媽。女孩長得亭亭玉立，媽媽坐在一旁驟眼看上去更像是兩姊妹。

　　女孩因為專注力不足的症狀到精神科門診覆診，她亦是一名自閉症患者，在藥物的幫助下，女孩在校的表現一直跟正常人無異。

　　「最近怎麼樣？」小鳥醫生例牌的問道：「新學年過得如何？」

　　「沒有什麼。」女孩看上去好像比較文靜，不太喜歡說話，簡短的回應了小鳥醫生的問題。

　　「她也是跟平時一樣吧。」相比之下，媽媽的性格好像比較硬朗和外向一些，主動替女兒補充道：「在學校還是老樣子，老師也沒有什麼投訴。」

　　小鳥醫生鬆了一口氣。

「但是……」原來小鳥醫生這口氣鬆得太快,女孩的媽媽繼續說道:「醫生啊,可不可以用你的專業意見去教教她?」

小鳥醫生眉頭輕輕一皺,然後在女孩媽媽覺察之前把手放上前額摸了一摸,假裝自己頭痛,隱藏自己的情緒。

醫生的意見當然專業,但這專業也只限於心理疾病的診治。不少媽媽帶子女來覆診,除了治病吃藥之外,還會希望醫生成為子女的人生教練。在能力範圍之內,小鳥醫生當然希望幫得到忙,但其實這也真的超出了醫生的職責。

還未等小鳥醫生回應,女孩媽媽便假定小鳥醫生會幫忙,「她整天什麼都不做,溫書提不起勁,做人也沒有什麼目標。如何能夠令她生性一點?」

女孩媽媽提出的問題,相信很多家長都感同身受。子女生性的少,長憂九十九的多。只是如果小鳥醫生有能力能夠令青春熱血的青少年人生性,應該早已發達不用工作。

但小鳥醫生還是要回應一下,「那她有什麼興趣呢?有沒有什麼志願?」

「興趣?這我也不清楚。」孩童只寄望歡樂,大人只知道期望,這兩句話是金石良言。孩子母親轉過頭來要女兒回答:「你快快回答醫生,平常喜歡做什麼?」

ＡＤＨＤ_的
另類__教科書

ATTENTION
DEFICIT
HYPERACTIVITY
DISORDER

「我喜歡⋯⋯」女孩神情輕佻，卻帶一點猶豫。青少年人多數是這樣，越是放在心中的事，越是要裝作不緊要，「我想做作家。」

「作家？作家好啊。」小鳥醫生眼前一亮，「那你平時有沒有寫作的習慣？」

「嗯。間中寫寫日記，遲點可能會多寫一些。」

「其實作為一個作家，最重要的就是要嘗試去寫，和想辦法令人知道你在寫。」小鳥醫生深呼吸了一口氣，嘗試放鬆自己緊張的心情，「其實我也是一個作家，至今出了四本書。當初我也只是在面書開始寫，累積一定數量的讀者以後，便能吸引到出版社的青睞。」

雖然小鳥醫生是在鼓勵病人追尋志向，但所說的都是實話。成為作家並非遙不可及，最重要的還是堅持每天多寫一點，總有人會發現你的才華。

一輪傾談過後，女孩和媽媽都好像很滿足。女孩承諾醫生回家會作出嘗試，但媽媽臨走之前好像還有問題要問：「醫生啊，你可不可以告訴我你新作品的名字是什麼？」

「告訴了你書名，我匿名的身份可藏不住。」小鳥醫生以笑遮醜，神色中卻帶一點驕傲，「不過會出書的精神科醫生不太多，花點時間找一找便可。」

　　有特殊學習需要的小孩未必全都適應主流教育，只是人各有所長，孩子的天賦不在學業，卻可能在其他地方。在面對這類孩子的時候，我們往往只著重調整他們不好的地方，卻忘記了他們的長處，忘記了他們的興趣。要孩子生性，不妨誠懇地要他們再説一説「我的志願」。

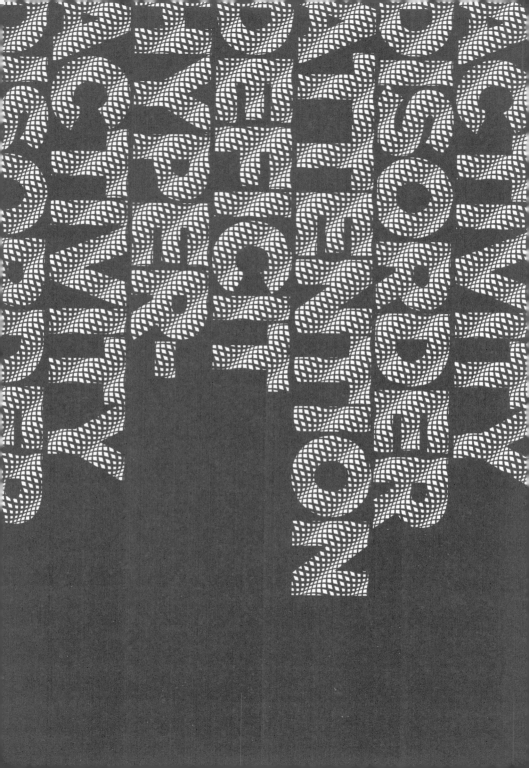

不只是家長，患有 ADHD 的孩子有時也會是老師煩惱的源頭。什麼學校對 ADHD 孩子來說最為理想？ADHD 孩子在成長路途上有什麼成功方程式？本章會一一解構。

ATTENTION
DEFICIT
HYPER
ACTIVITY
DISORDER

ADHD_的
另類__教科書

轉校成功
方程式

小鳥醫生的中學是一所地區名校，由入讀至今一直引以為榮。

只是小鳥醫生的女友，因為自中三開始便到海外留學，一直也未有聽過小鳥醫生所讀的那所學校。即使小鳥醫生如何在她面前稱讚學校的好，她也不認為我曾就讀的是什麼名校。

對比起傳統名校來說，小鳥醫生的中學確實不算十分出名。事實上，小鳥醫生在升中派位之時，第一志願所填寫的確實是一所非常出名的傳統名校，只是小鳥醫生在自行收生階段已獲學校錄取，無緣進入攪珠抽籤的階段。

那小鳥醫生有沒有後悔當初在自行收生階段時，沒有到一間比較出名的學校報名？

．．．．．．．．．．．．．．．．

這天門診來了一對母子，兒子因為專注力不足及過度活躍症一直在精神科專科門診覆診。而他所讀的學校也非常有名，不是因為

成績優秀，而是因為經常接收少數族裔學生以聞名。但奇怪的是，母子二人都是正宗的本地香港人。

「最近怎麼樣？應該放暑假了吧？」那時正值七月，小鳥醫生看見眼前的小男孩身穿便服，便以此作開場白。

媽媽替這個八歲的小男孩回答，「對啊，上星期開始放暑假。」

「暑假有沒有安排什麼活動？」

「沒有什麼特別活動，」媽媽苦笑了一下，「也只是一些興趣班、補習班罷了。」

香港的學生其實十分辛苦，功課壓力比世界其他地方的學生大，同時又要兼顧不同的興趣班以提升競爭力。小鳥醫生兒時不用補習，但回想起當時各式各樣的興趣班，心中依然猶有餘悸。

「那麼上學呢？服藥以後，能不能專心上堂？」小鳥醫生轉換一下話題。

「他應該是可以的。」媽媽點一點頭，「這個學期的成績也有一點進步，只是常識科依然不及格。」

只有常識科不及格實在比較罕見。患有專注力不足及過度活躍症的小朋友通常是認字能力和聆聽方面比較弱，常識科一般應付得了。

小鳥醫生馬上追問：「這是什麼原因？是因為溫習時專注力不足，背誦不了常識科的知識嗎？」

「應該……應該不是。」病人媽媽尷尬地笑了一笑，「我想可能是因為他這所學校一直以英文授課。」

. . . .

打從一開始小鳥醫生心裏便有疑惑，眼前的母子都是本地人，為什麼會選擇一間專門接收少數族裔的學校？

小鳥醫生不知就裏，惟有吞吞吐吐的問道：「這個……那麼……那麼有沒有想過轉換一間中文授課的學校？」

「是這樣的，醫生。」病人媽媽拍著孩子的膊頭道：「他哥哥過往也是讀這間學校。學校雖然比較多少數族裔，但是收生人數較少，老師可花較多時間在每一位學生身上，尤其是有特殊需要的學生。」

「原來是這樣。」小鳥醫生不斷點頭。

「我們也不是沒有想過讓他轉校，只不過害怕轉校以後，資源未必像現在般充足，傳統學校的壓力也可能遠比現在的大。加上哥哥成功的經驗，轉校這事還是以後再說吧。」

　　從小到大，我們都以為成功只有一條方程式：上有名的學校，挑選專業實用的科目，畢業後找一份穩定的工作。只是有些時候，這種成功方程式未必人人適用。

　　就以小鳥醫生為例，當年考上的學校雖然不是頂尖名校，但進了學校才發現，男生的比例出奇地少。無論小鳥醫生想進什麼樣的校隊球隊，他們也無任歡迎。這些機會都正面的影響了小鳥醫生的身心發展，沒有這些經歷，今天的小鳥醫生也不會存在。

　　若你認為子女好像並不太適合目前的學校，或者嫌棄學校不夠出名，先不要太急於安排轉校。每一個孩子需要的都有所不同，不是同一條方程式可以計算得到。

ＡＤＨＤ_的
另 類 __ 教 科 書

在鎂光燈下
上課

小鳥醫生還是醫學生的時候，曾經到過醫院的兒童精神科上課。

那時候我們需要參與兒童精神科部門每週一次的會議。有別於其他會議，醫學生需要在整場會議當中坐在會議室的中心點，被四張坐滿醫護人員的長枱圍住。

要知道醫學生只是醫院內的小薯仔，剛剛接觸精神醫學，對會議的內容自然一頭霧水。記得那時候坐在會議室正中心，整整數小時不敢作聲，只懂得假扮認真，正襟危坐。

那次經歷非常深刻，即使是畢業多年後也歷歷在目。跟醫學生時代參與過的其他會議相比，小鳥醫生當年參與兒童精神科部門的會議時的表現，往往比平時專注。

想不到的是，原來全港各區的中小學教師一早已經在使用這種方法對付患有 ADHD 的學生。

. . . .

「快要升小四了吧？」小鳥醫生請病人和媽媽坐下，然後問眼前的這個小男孩，「暑假過得怎麼樣？」

「差不多都是這樣過，偶爾也要補習。」病人的回應有一點呆滯，絲毫沒有半點為暑假而興奮。

相比起來，小鳥醫生從前的暑假生活充實得多。那時候爸爸媽媽都要工作，沒太多時間花在自己身上。故此，每逢暑假，他們都會給小鳥醫生安排一大堆活動，包括游水、籃球、足球等，作為另類的託管服務。

「那麼暑假之前呢？」小鳥醫生繼續問道：「上課怎麼樣？」

小四學生在這年紀一般比較害羞。男孩雙眼定定的看著小鳥醫生，卻想不出怎樣回答，旁邊的媽媽惟有代勞，「早前真的不太專心。」

「不專心？」

「沒錯啊醫生。」病人的媽媽搖一搖頭，「他早前都在上網課。要知道上網課對這類小朋友而言難度很高，很難令他們專心。」

「嗯。」小鳥醫生點一點頭表示認同。

「幸好在暑假前的一兩個月轉回實體課，一開始他感到不太適應，後來也慢慢習慣了。這其實也是老師的功勞。」

ADHD_的
另類__教科書

ATTENTION
DEFICIT
HYPER
ACTIVITY
DISORDER

　　學生能夠進步自然是老師的功勞，不過要患有 ADHD 的學生上課專注，除了讓他們吃藥之外，小鳥醫生一時之間也想不起有什麼法子。只好呆呆的看著病人的媽媽，希望媽媽能夠多解釋一二。

· · · · · · · · · · · · · ·

　　「這其實沒有什麼特別。」看著小鳥醫生的樣子，媽媽也笑了一笑，「老師安排他坐在老師桌的前面位置，好讓他專心一點上課吧。」

　　「這個……」小鳥醫生皺一皺眉，然後轉頭望向病人，「這樣你會不會感到難受？」

　　「不。」小男孩搖一搖頭。

　　「他不會感到難受的。」媽媽在一旁插嘴，「他只會覺得這樣好玩。」

　　遙想當年，小鳥醫生還是醫學生的時候，一點也不覺得兒童精神科的會議好玩。會議時要坐在會議室中間，感受著四面八方醫護人員的目光，實在是有點令人吃不消。

　　眼前的小男孩沒有感到難過其實也是一件好事。小鳥醫生所擔心的，卻是此舉所帶來的標籤效應，會否令其他同學歧視眼前的這個小男孩，對他的情緒帶來負面影響。

　　無獨有偶，小鳥醫生後來在同一間醫院的兒童精神科工作，不過時移世易，現在坐在會議室中間的已經不再是醫學生，而是在兒童精神科工作的一眾醫生。小鳥醫生還是擺脫不了在鎂光燈下開會的命運。

ATTENTION
DEFICIT
HYPER
ACTIVITY
DISORDER

ADHD_的
另 類 _ 教 科 書

關於
考試加時

有些醫生非常不喜歡為患有 ADHD 的學生寫信,令他們可以在公開試之中獲取加時。

的而且確,令 ADHD 患者獲取更長的考試時間,無疑有可能造成不公平的現象,尤其很多同學早已獲處方專注力藥。同學是否有加時的需要,有時也真的很難判別。

小鳥醫生的女朋友在中學生時代確診 ADHD。那時候她在英國留學,英國考試加時的制度跟香港有點不一樣。即使有醫生的證明,患有 ADHD 的同學也要額外接受中央評估,決定他們是否有加時的必要。

在小鳥醫生還是學生的年代,沒有人會在乎學生是否患上 ADHD,當然也沒有人能夠在考試中獲得加時。故此,在考試之中加時對年紀較大的醫生來說自然是匪夷所思,這也怪不得有些醫生反對考試加時這個安排。

可能小鳥醫生讀理科出身,反而不太介懷這個問題。要知道理科的題目要懂的還是會懂,不懂的,給多少時間最後還是不懂。不過對文科的學生而言,多給他們考試時間可能真的會對成績有幫助。

這天來到門診的一個男孩子，他的媽媽恰好有相似的要求。

． ． ． ． ． ． ． ． ． ． ． ． ． ．

「藥物吃得怎樣？」眼前是一對父子，男孩一直因為 ADHD 覆診。診症已到中段，小鳥醫生在寒暄過後開始入正題，「有沒有什麼地方不舒服？」

「沒有啊。」男孩已經讀中一，回答醫生問題不需要父親代勞。

「上課的情況怎樣？現在可以集中得到嗎？」小鳥醫生繼續問道。

男孩點一點頭，「可以的。吃了藥會好一點。」

在小鳥醫生心目中，ADHD 病人可以分為兩類：一類正在服用藥物，另一類則沒有服用任何藥物。正在服用藥物的一類一般情況比較穩定，醫生不需要花費太多時間覆診。

只是沒有服用藥物的 ADHD 病人，情況卻跟第一類有所不同。他們可能因為各種不同原因拒絕嘗試服用藥物，但 ADHD 症狀的而且確影響著他們的生活。面對這類病人，醫生可能需要花費較多功夫去教導家長處理孩子問題的各項方法。

正當小鳥醫生以為診症已經步入尾聲的時候，病人的爸爸突然開口，「醫生啊，可不可以給我們寫封信？」

「什麼信？」小鳥醫生呆了一呆，「是學校需要證明文件，證明他一直在這裏因為 ADHD 覆診嗎？」

學校索取證明文件實在司空見慣，這對醫生來說也是舉手之勞。要有證明文件，學校才可以名正言順的給予學生適當支援。然而，病人爸爸所需要的並不是這種文件。

. . . .

「這個也是因為他。」病人的爸爸指著兒子説道，「他的成績一直不太好，自小一開始，考試時什麼卷也做不完。我聽説若果有醫生的信，他的考試時間可以延長一點。」

「嗯，沒有問題。」小鳥醫生點一點頭，然後馬上使勁地在鍵盤上敲打。

「但是醫生……」

「什麼？」小鳥醫生最怕病人或親屬在自己撰寫信件的時候問問題，所以聲線比平時大了一些，語調也突兀一些。

「還是不要出信吧。我有一點擔心，這會不會對他造成標籤效應，影響他在學校的人際關係。」

　　小鳥醫生立刻回應：「你們可以再考慮一下。但是在醫生的立場而言，如果病人受症狀影響需要加時，這安排是他應得的，不應該覺得尷尬。」

　　病人爸爸的考量不無道理。對於病人而言，有時候成績未必是最重要。學校中的同學都是青少年人，未必對各種各樣的精神疾病有所瞭解。看見病人可以加時考試，出現閒言閒語有時也在所難免。

　　根據現時制度，只要有醫生證明，ADHD 患者要求考試加時並沒有任何違規之處，實屬合情合理。ADHD 的病人或者家屬若果真有需要，千萬不要隨便打退堂鼓。

ATTENTION
DEFICIT
HYPER
ACTIVITY
DISORDER

ADHD_的
另類＿教科書

我最愛的
課外活動

　　香港的中小學生，除了日常上課之外，還要參加各種各樣的課外活動。

　　課外活動當然好，小鳥醫生小時候也曾經學過鋼琴、單簧管、跆拳道，以及參與各式各樣的球隊。參加課外活動能夠增進小朋友的社交技巧，也可以讓他們適度地抒發精力，好讓回家能夠好好溫書。

　　只是香港學生參與課外活動，背後多數有功利的動機。學生家長從幼稚園開始計劃鋪排他們的名校之路，名校除了對學生成績有要求之外，也需要學生懂得不同的技能，好讓他們能夠在校際比賽為校爭光。

　　在這個氛圍之下，參與課外活動反而成為了一種壓力。學習不再為興趣，卻是為了考級和得獎。小鳥醫生的很多同學在上了中學過後便不再參與那些曾經令自己引以為傲的活動，這可能是由於大學收生只計成績，也可能是因為他們由始至終也未曾愛上這些活動。

對有特殊學習需要的同學來説，參加課外活動尤其重要，這是因為小孩子各有天賦，他們的讀書成績未必出類拔萃，但若果能夠透過參與活動發掘自己的強項，這可對他們日後人生的發展舉足輕重。

．．．．．．．．．．．．．．

「咦，快要升中四了，選擇了什麼科目？」

在小鳥醫生眼前的是一對父子。距離上次覆診不過四個多月，男孩已經長得氣宇軒昂，甚至比爸爸還要高一些。男孩因為 ADHD 一直服用專注力藥，不少家長一直恐懼專注力藥會令小孩子長不高，看來此男孩可沒有這個問題。

「我……我選擇了物理和旅款。」男孩雖然高大威猛，但是面對醫生，神色還是有一點靦覥。

「什麼叫旅款？」小鳥醫生只考過會考和高考，自然沒有聽説過什麼叫做旅款。

男孩馬上回答道：「那即是旅遊與款待。」

「嗯。那你喜歡這些科目嗎？」小鳥醫生其實還不太明白，但只要男孩喜歡便可以了。

「當然喜歡。」男孩猛地點頭，「上課也比平時專注。」

　　旅遊與款待其實是香港中學文憑試選修科之一，課程目標是要令學生全面瞭解旅遊及款待業，尤其注重款待客人的技巧，以及學生的個人質素及態度。香港經濟仰賴旅遊業，這科也算是一門實用科。

　　小鳥醫生見男孩情況穩定，在專注力藥的幫助下學習漸入佳境，心底裏也感到慶幸。眼見尚餘不少時間，小鳥醫生便跟病人聊起天來，「那你平時喜愛做些什麼？」

　　「我喜愛音樂。」男孩認真的回答。

　　「真的嗎？你在玩什麼樂器？」

　　「我……」男孩望一望爸爸，神色有一點尷尬，「我沒有學過樂器。」

　　小鳥醫生睜大眼睛，掩飾不住自己的驚訝。懂得玩音樂但不喜歡音樂的小朋友，小鳥醫生可見得多，但是年紀這麼大，喜歡音樂卻又不懂得玩的，小鳥醫生可沒見過。

　　小鳥醫生望向男孩的爸爸，他表現得有一點尷尬，只好硬著頭皮說：「學樂器……學樂器要錢嘛。學了也沒有什麼用，不如把錢儲起來還比較實際。」

　　「原來如此。」小鳥醫生假意點頭，然後嘗試説服，「但你的兒子喜歡嘛，若果他能成才，也可以是一門謀生技能。」

「要説謀生，還是讀書好。」男孩爸爸還是不理解，「這些課外活動，小孩子還是玩玩的多，一般不會認真。我已經給他報了紅十字會，不用花太多錢又可以學習紀律，比學習什麼樂器划算得多。」

．．．．．．．．．．．．．．．

有説「人無癖不可與交」，意思是沒有興趣和嗜好的人不可深交。有人説這是因為這種人心中無愛，自然不能夠交心。而小鳥醫生則認為，一個人沒有愛好代表他把所有心力放進名利權色，在他們心中朋友可能也只是踏腳石。

不論孩子是否有特殊學習需要，替他們培養興趣和愛好也是十分重要。這是因為在漫漫的人生旅途上，面對驚濤駭浪我們需要一個避風港。替孩子選擇課外活動不可強迫，一旦強迫，孩子便失去了興趣和愛。但如果孩子喜歡而家裏環境許可，家長們不妨盡量配合。

小鳥醫生小時候沒有什麼特別的喜好，參加課外活動也只是隨大人的意思去辦。長大後依從自己興趣學習珠寶設計，更在設計班認識了現在的女朋友，這就是愛好中「愛」的威力。

ADHD_的
另類__教科書

ATTENTION
DEFICIT
HYPER
ACTIVITY
DISORDER

漂洋過海
來看誰

小鳥醫生的爸爸是公務員。在那個時候，很多公務員都會選擇把子女送洋留學，這當然是因為政府提供了慷慨的津貼。

然而，小鳥醫生從來沒有試過到海外讀書。

事實上，爸爸也曾經盡過力，嘗試為小鳥醫生鋪路。記得小六時爸爸讓小鳥醫生參加了一個海外遊學團，看看小鳥醫生是否適合海外留學的生活。

只是參與海外遊學團的都是紈絝子弟，小鳥醫生未能融入他們的生活和社交圈子。遊學團之中也出現了欺凌情況，小鳥醫生不埋堆，便成了受害人之一。到了最後，基於這次遊學團的經歷，父母也打消了讓小鳥醫生放洋留學的念頭。

海外升學有好有壞，有時候甲之熊掌乙之砒霜，是否送洋也要視乎孩子的脾性。那麼患有 ADHD 的孩子是否適合留學？這當然也沒有既定答案。

. . . .

「好，請坐，媽媽也請坐。」小鳥醫生熟練地請病人和家長進診症室，然後看一看病人的資料，「咦，現在已經是小六了對吧？」

「嗯。」病人的媽媽點一點頭。

小鳥醫生轉過頭望向男孩，「現在小六要準備呈分試，應該比平時辛苦，對吧？」

還未到小男孩出聲，媽媽已經爭先回應，「他的學習還好啦，吃了藥也尚算專注得到。」

眼前的男孩因為 ADHD 的緣故，自小二起便在精神科門診覆診。吃了專注力藥之後，在校表現一直理想，只是胃口間中受到藥物影響，並不是經常能夠吃完一整份午餐。

小鳥醫生也考過呈分試。其實呈分試的制度很不錯，考生要分三次應考，分別是在小五下學期、小六上學期和小六下學期。學生不用一試定生死，家長也可以透過頭一兩次呈分試的成績制定選校升中的策略。

只不過對學生而言，考試畢竟是考試，呈分試成績影響前途，或多或少都會對學生造成壓力。小鳥醫生見男孩和媽媽對成績好像不太緊張，不禁有點好奇。

小鳥醫生繼續問道：「那麼你們現在有沒有什麼心水中學？」

「其實我們一直也打算讓他赴洋留學……」媽媽依舊代替兒子回答問題。

「嗯。」小鳥醫生恍然大悟，明白為何男孩的媽媽好像不太緊張兒子的成績。

但原來媽媽還未把話說完，「不過最近發生了些事情，令我們有點猶豫。」

小鳥醫生皺一皺眉，眼睜睜的看著男孩的母親，等待著她把事情解釋清楚。

媽媽的聲線開始有一點氣憤，「最近他在週末獨個兒到樓下的球場打籃球，不知什麼原因跟其他人鬧起來。」

「那些都是什麼人？」

「有一些跟他同樣年紀，有些比他大一點。」男孩媽媽清了清嗓子，「那時我剛剛想到籃球場給他送水，豈料看到有一個小孩嘗試把籃球砸向我兒子的頭部。」

「那最終他有沒有受傷？」

男孩的媽媽越說越激動，「他雙手及時作出反應，把力卸去了不少。只是我認為這實在太過分，最後便報了警備案。我真的好擔心，兒子到了外國之後我可看不住他，被外國人欺凌也無處申訴。」

．．．．．．．．．．．．．．

　　貿然介入孩子之間的干戈其實可圈可點。事實上，孩子可以從爭吵打架之中成長，學會處事和保護自己。讓警察處理事情很傷小孩的面子，也會影響小孩之間的友誼，若非事態嚴重，介入之前也當考慮清楚。

　　但家長應否因為怕子女被欺負便放棄送洋留學的念頭？這也未必。外國學習環境寬闊，課程也較少催谷學生要求背誦，不少患有ADHD 的孩子在外國學習反而如魚得水。

　　不過他們天性好動、口不擇言，跟同學相處難免容易得罪於人，成為被針對和欺凌的對象。加上某些國家對 ADHD 的診斷相當嚴謹，若當地醫生拒絕為孩子作出相關診斷，孩子在外地未必能夠得到妥善醫療。

　　每一項選擇也有利有弊，誰也不能夠估算事情的最後結果。小鳥醫生當初沒能到外國留學，但也能夠在本地中學認識一班好朋友，最後成功升讀醫科。外國不一定好，本地亦不一定差，孩子是否成功也並非只取決於留學與否的這一個決定。

　　送子女到海外留學，要先問自己：當初讓他們漂洋過海是為了些什麼？只要原因還在，同時承受得了相關風險，不妨一試。

為什麼
要讀書？

女朋友中學的時候，孤身在外國留學。因為抑鬱症和專注力不足影響了學習，最後考不上大學。

這一直成為她心中的刺，尤其眼看著兒時的好友一個個大學畢業，進入大公司穩定的工作，心中當然不是味兒。

其實她的際遇不俗，辦事能力也很強。一手設立珠寶網店，所賺的錢也比多數舊同學為高，只是一直也放不下這一根刺。小鳥醫生時常聽她提起要重考外國高考，聽著聽著，也不知如何回應是好。

「萬般皆下品，惟有讀書高」這句話害了不少人。很多家長從小催谷子女，為的就是讓他們入讀名校，得到一個良好的學習環境，繼而在公開試中獲得好成績。對這些孩子而言，人生就好像只得一條路徑，沒有其他可能性。

· · · · · · · · · · · · · · ·

「你好啊。」小鳥醫生請病人和母親坐下,翻一翻牌板,然後問道:「上次的專注力藥加了分量,感覺如何?」

眼前的小女孩一直因為 ADHD 來覆診,媽媽在數月前同意開始讓小女孩吃藥,可是藥物效果不彰,藥量加到了接近最高劑量,好像還沒有令小女孩專注起來。

「還是跟上次沒有什麼分別。」女孩的媽媽搖頭嘆息,「今年升小四了,課程比上年的深,她一樣跟不上。」

「老師有沒有什麼評語?」

「老師暫時還沒有什麼投訴。」病人媽媽清一清喉嚨,「我也有親自致電學校嘗試瞭解情況,女兒上課的表現其實不壞,但跟不上就是跟不上。」

病人其實並非只有 ADHD 這個診斷,一兩年前學校的教育心理學家替她做了智力評估,發現她的智力水平低於常人,智商只有 75 左右。

智商不是分數,卻可以反映小朋友與同齡人士的智能差別。將智商除以 100 再乘以小朋友的年齡,代表著小朋友的智能年齡。以眼前的小朋友為例,她今年十歲,按照公式計算:$10 \times 75 \div 100 = 7.5$,便可得出她實際的智力只在七歲和八歲中間這結論。

要一個只有七歲智力的孩子去讀十歲孩子的課程，當然怎麼也讀不上。即使專注力的症狀得到治療，小四的課程對眼前的小女孩而言仍是相當困難。

「醫生啊，」正當小鳥醫生想為家長解釋病人智商與學習的關係時，小女孩的母親突然問道：「我想徵詢你的專業意見。」

「是什麼？」小鳥醫生受寵若驚。

「我想讓她轉到國際學校去上學，但是心中還在猶豫。」

. . . .

雖然不太搞得清楚病人的媽媽所説的話，但小鳥醫生還是不自覺的點頭，「嗯。」

「你也覺得這很困難吧，醫生。」病人媽媽看見小鳥醫生有所反應，打蛇隨棍上的接著説：「這個問題我們也想了很久。」

「其實……」小鳥醫生正想解釋自己的立場，病人的媽媽再度打斷了對話。

「國際學校好像不錯，功課和考試壓力較小。跟傳統學校相比，女兒可能會比較適應。」病人媽媽繼續連珠炮發，「不過我又怕女兒萬一要回到主流學校，未必能夠好好適應。國際學校不操練成績，她往後的前途……」

「其實，」這次輪到小鳥醫生打斷病人媽媽的話，「這真的取決於你到底要你的女兒成為一個怎樣的人。」

媽媽靜了一靜。

「你到底想她成績出類拔萃，成為 DSE 狀元，還是擁有一個快樂的童年，長大後能夠照顧自己，跟別人好好相處？」小鳥醫生清一清喉嚨，「如果這個問題搞不好，無論是本地學校或者國際學校都幫助不了她。」

人總是以為，人生中的某一個決定足以影響一生。例如選擇學校，例如揀選工作，例如結婚生子。但有時事情發展的結果，並不在於當初的抉擇，卻是在於自己的內心。

試想想，如果家長讓有特殊學習需要的小朋友進入國際學校，但心理上還是調整不過來，日夜催谷叫他們成為國際文憑狀元，最終只會本末倒置，令子女徒添壓力。相反，如果家長讓子女留在本地學校，並學會放下，不再跟他人比較，那麼雖然成績可能依然跟不上，但對孩子的社交和言語上的適應而言，本地學校卻從來不輸蝕。

萬般皆下品，惟有讀書高？現在已經是廿一世紀，要成功還有很多出路。有些人辛辛苦苦進了大學畢業出來，工資也沒有一般藍領的高。女朋友縱然過往學業成績不好，但懂得珠寶的專業知識，前途際遇不比普通人差。你的兒女會否有特殊學習需要，正在苦惱他們的教育問題？可能要先問問自己，為什麼要讀書，而最終要他們得到些什麼？

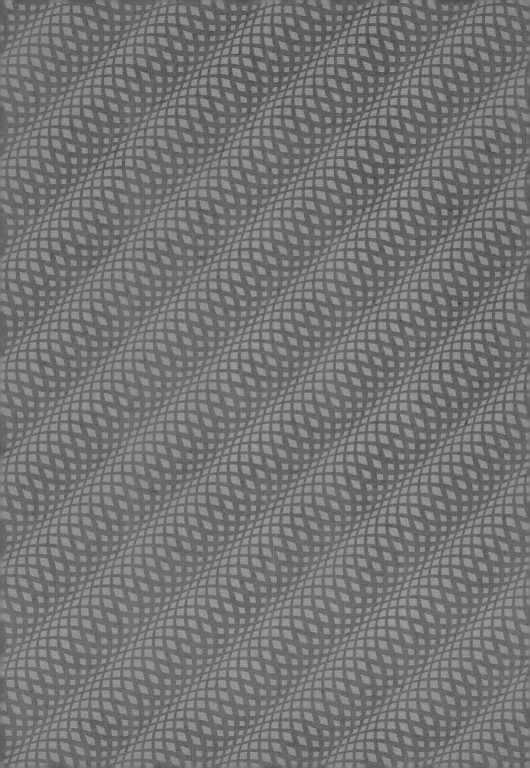

ＡＤＨＤ_的

另類 ___ 教 科 書

作者　　　　小鳥醫生
總編輯　　　葉海旋
編輯　　　　李小媚
助理編輯　　周詠茵
書籍設計　　Tsuiyip@TakeEverythingEasy Design Studio

出版　　　花千樹出版有限公司
地址　　　九龍深水埗元州街 290-296 號 1104 室
電郵　　　info@arcadiapress.com.hk
網址　　　www.arcadiapress.com.hk

印刷　　　美雅印刷製本有限公司
初版　　　2022 年 7 月
ISBN　　　978-988-8789-07-8

版權所有　翻印必究

本書內容僅作學術討論及知識交流。身體及精神狀況因人而異，本書提及的治療方法未必適合每一位讀者，如有疑問，宜諮詢註冊醫生。

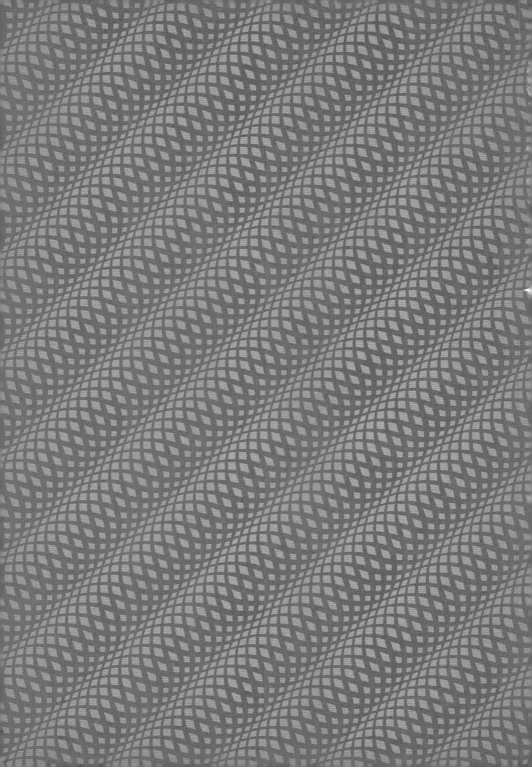